U0925317

高尚地吃

一次自我实验

Karen Duwe

[德] 卡伦·杜芙 著

强朝晖 译

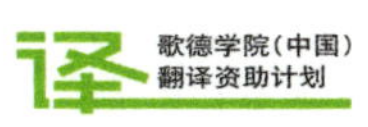

生活·讀書·新知三联书店

封面图片合作：华盖创意

The translation of this work was financed by the Goethe-Institut China
本书获得歌德学院（中国）全额翻译资助

图书在版编目(CIP)数据

高尚地吃：一次自我实验 / (德) 杜芙著；强朝晖译.
-- 北京：生活·读书·新知三联书店, 2013.5

ISBN 978-7-108-04378-8

Ⅰ. ①高… Ⅱ. ①杜… ②强… Ⅲ. ①饮食–卫生习惯–通俗读物
Ⅳ. ①R155.1-49

中国版本图书馆CIP数据核字(2012)第289007号

责任编辑　黄新萍
装帧设计　张　红　朱丽娜
责任印制　李思佳
出版发行　生活·讀書·新知三联书店
　　　　　北京市东城区美术馆东街22号
邮　　编　100010
经　　销　新华书店
印　　刷　北京市松源印刷有限公司
版　　次　2013年5月北京第1版
　　　　　2013年5月北京第1次印刷
开　　本　880毫米×1230毫米　1/32　印张 9.25
印　　数　0,001—8,000册
定　　价　29.00元

目录

一 2009年12月

在我决定做个好人的这天早上，我正站在利维超市里，手拿一只扁平的纸盒，上面写着“铁盘烤鸡”。这是我经常买的一种半成品食物，它既好吃又便宜，制作起来也很方便。再加上随“鸡”附送的一次性锡纸烤盘，干脆连刷锅的麻烦也省了。打开烤箱门，把鸡放进去，关门，温度调到180℃，一个小时后，一只香喷喷、外焦里嫩的烤鸡就可以盛盘上桌了。可是，就在我准备把烤鸡放入购物车的一刹那，“蟋蟀吉米尼”突然从远处现身，三步两脚地冲过来，一把将纸盒从我手中夺了过去。蟋蟀吉米尼是我的室友，本名叫克尔斯汀，半年前搬到勃兰登堡和我同住。作为报答，她在柏林十字山的宿舍里也给我留了张床。从她搬来的那一刻起，两个世界便怦然相撞。克尔斯汀平日只吃素，吃的东西大多在有机食品专营店购买。除此之外，她还把评点我的饮食习惯当作了自己的天职。所以，我便给她起了“吉米尼”这个绰号，对，就是迪士尼动画片《木偶奇遇记》里的那只小蟋蟀。木偶匹诺曹被仙女施魔法变成人的时候，是没有良知的。于是，仙女派了一只蟋蟀陪伴匹诺曹，充当他的良心守护神。在电影里，这只蟋蟀头戴高高的礼帽，身穿燕尾服、硬领衬衣和马甲，靴裤外面裹着绑腿，胳膊肘总是夹着一只折叠伞。

“你怎么能买这种苦命的肉?!”吉米尼大喊，“你难道不知道这些鸡是怎么养大的吗?”

没错，我承认，在潜意识的某个边缘，我隐约可以猜到这只鸡活在世上的时候，生存状况很可能不大喜人。

“价格越便宜，饲养环境越差，道理就这么简单，”吉米尼一边说一边弯下腰，把烤鸡盒子端端正正地放回冷冻箱。然后，她指了指冰箱外面的价格标签：

“2.99 欧元买一只整鸡，这意味着这只鸡的背后，隐藏着一桩残忍的罪行。”

我的眼前，顿时浮现出晚间电视节目里经常出现的画面：成百上千的鸡仔们，断了喙的，瘸了腿的，一个挨一个挤在狭窄的笼子里，脚底下踩着脏兮兮黏糊糊的粪便，伸着掉了毛的秃脖子，你争我抢地啄食。我不得不承认，要强迫自己去思考这些漂亮的肉鸡在进入超市冰柜之前究竟经历过什么，需要极强的意志力和忍耐力。这种思考毫无乐趣，甚至令人郁闷，因为经过一番思想挣扎，最后只能把被铁盘烤鸡勾起的胃口硬生生压下去。

在我决定做个好人的这天中午，我正坐在电视机前，吃着蟋蟀吉米尼精心烹制的素咖喱饭（说实话，这玩意儿倒真不难吃），一边听她对我的电视欣赏口味品头论足，一边暗暗问自己，当初同意让这个女人搬来同住，究竟是不是个好主意。我的患了癌症的爱犬布利趴在沙发边上，不时向我抛来失望的目光。如果在平日，这时候的它，早就在美美地享受铁盘烤鸡的残渣剩骨了。电视午间节目里，正在播放一部介绍下萨克森州某养鹅农户的电视片，大概是在为即将到来的圣诞节作铺垫。这位农户采用的是传统的饲养法，也就是说，他的鹅是在户外放养的。电视上，天空碧蓝，樱花盛开，鹅群在草地上欢快地撒着欢儿。女主持人用愉悦的嗓音不厌其烦地重复着一连串与幸福有关的词汇：幸福的动物，幸福的鹅，用幸福鹅加工的鹅肉……

“圣诞节的时候，你如果还想吃烤鹅的话，不妨买只这样的鹅。”吉米尼用和解的口吻建议道。

“你怎么会相信这些鹅的日子过得好呢？”我没好气地反驳说，“它们一点儿都不幸福，因为它们现在都死了。”

我对她的道德说教仍然耿耿于怀，谁愿意别人把自己当小孩子一样管着呀？我伸出手指着电视，说道，“鹅群太庞大了”，其实我压根儿不知道，理想的鹅群数量到底应该是多少只。“你觉得，它们这么挤在一起，会舒服吗？还有，你看见什么地方有水了吗？拜托，它们可是鹅！是水禽！它们脚底长的蹼是为了划水，而不是为了把草地踩平了。”

吉米尼神情窘迫地把目光投向电视。我仰身靠在沙发上。把一个一向总是站在道德制高点上的人逼到墙角，这感觉可真是不坏。

“而且我敢说，这些鹅长这么大，没有谁见过自己的妈妈，”

我不依不饶地说，“它们都是孵化器孵出来的，它们一个个都是孤儿。它们晕头晕脑地来到世上，满眼看到的只有电灯泡。从没有一位鹅妈妈能守在自己宝贝身边，体贴地呵着它，护着它。这些小鹅仔只能和成百上千只同伴厮守在一起，相依为命。而且四周围，连一片能湿一下脚蹼的水洼也找不到。”

“不管怎么说，反正我觉得圣诞节的时候，你最好还是吃素。”吉米尼说。我随口咕哝了句什么，算是回答。

在我决定做个好人的这天晚上，我正坐在客厅里看电视。吉米尼到柏林去参加朋友的聚会，这下我终于耳根清净，不用再担心听她唠叨了。我的手边，放着一杯冰镇的健怡可乐。布利趴在地板上，专心咀嚼着一盆用水泡软的狗粮。电视里，正在播放英国喜剧片《诺丁山》。休·格兰特，或者说那个由休·格兰特扮演的男主角，刚刚被他心爱的女人（朱莉娅·罗伯茨）甩了，热心的朋友接连给他介绍了三位新女友。对这段相亲情节，剧作者显然不肯浪费太多时间，准确地说，大概两分钟。因此，他必须想办法用几秒钟把每个女人的性格展现出来，并且让观众清楚地看到，她和我们的帅哥是多么不相配。第二场相亲的场面是这样的：

一个梳着一对丑辫子的姑娘坐在桌子对面，男的问：“要不要来点儿红酒鸡脯？”对方答道：“不，谢谢，我是果食主义者。”

格兰特：“哦，……什么叫果食主义者，凯琪娅？”

“是这样，我们认为蔬菜和水果都是有灵魂的，所以在我们看来，烹调是残忍的。我们只吃从树上或灌木上自然落下的东西，因为只有它们才是真的死了。”

“喔，明白了……这么说，这些胡萝卜……”

“……是被谋杀的，没错！”

“谋杀……可怜的胡萝卜，呜，真是好残忍啊。”

我顿时乐喷。想想看，让潇洒率性的休·格兰特和这样一个刻板乏味的女人搞在一起，着实不靠谱。这一点，我和编剧的看法是一致的。

但是，在大笑的同时，我的内心却隐隐感觉到一种异样的不适。说实话，我甚至完全搞不清楚，果食主义者是依赖什么为生的。当格兰特和罗伯茨终于破镜重圆，重新过上幸福生活之后，我走到电脑前，打开搜索引擎，开始搜索和果食主义有关的资料。哦，所谓果食者，是指一个人只吃可以从植物上摘下而不会对它造成破坏的部分。这样的东西，大多是果实。吃掉一个苹果，并不会破坏植物的主体——苹果树。可生菜却不行，土豆之类的根茎也不行。相反，核桃、番茄、葵花籽等等，却又是符合条件的。我依然觉得有些可笑，更重要的是，在我看来，这样做实在太辛苦，太麻烦。想象一下，一个人不仅要强迫自己去遵守种种清规戒律，而且还要忍受周围人的讥笑和嘲讽。因为，人类一向把杀生吃肉看作天经地义的事，一个农户不过是遵守最起码的规矩，把自己饲养的鹅撒到草地上透了透气，就被吹嘘成一件了不起的善事，不仅制作成午间节目，拿到电视里放，而且还把那些可怜的畜牲描绘成一群幸运儿。

我自己呢？我甚至从没有考虑过，即使做一个肉食者，至少也应当选择这种貌似没有受过苦的“幸福”动物。况且，我还一向自诩是个热爱动物之人。为了给布利做手术，化疗，我已经花掉了几个月的工资，而且连眼都没眨一下。和家人聚会时，我最爱讲的一个故事是：小学一年级上宗教课的时候，当班主任迈耶老师说，动物不能进天堂时，我号啕大哭，冲出了教室。我愤愤地想，要是动物进不了天堂，那我宁愿跟它们一道去，也不要上天堂！可是今天，假如不是吉米尼阻止，我一定会买下那只铁盘烤鸡。虽然我知道，那个装在盘里的家伙，不过在世上凄惨地活了五个星期，很可能连一缕阳光也没见到过。

我试图想象，在一个果食主义者眼里，我会是怎样一个怪物。我与《诺丁山》电影中那位果食主义者的区别，并不在于我们的饮食方式是建立在不同的价值观之上。不，真正的区别是，她做出了一个道德上的决定，并以此作为自己的饮食坐标。而我呢，我对自己的行为却从未做过一丝半毫的思考。哦，上帝，我果真就是匹诺曹——一个贪婪、自私、没有良心的木偶。我甚至无法为自己辩解说，我之所以这样，是因为知识太少。早在1970年代，当我还是个幼童时，电视台便在黄金时段播放过霍尔斯特·施特恩[①]拍摄的具有社会批判色彩的动物纪录片《施特恩讲座》，还有《关于鸡、牛和猪的故事》。从那时起我便懂得，鸡是一种飞禽，并不适合被关在笼子里；牛也是需要母爱的，不该一生下来就被人从母牛身边带走；而猪也需要自己的空间，不能总

① Horst Stern，德国1960年代著名环保节目制片人(本书所有脚注均为译者所加)。

是你推我搡地挤在猪圈里。当我在电视里或杂志上，看到在养殖场拍摄的恐怖画面时，我当然知道，那并不是少数不法分子或无耻之徒违反动物保护法的犯罪行为，而是一群守法良民在法律允许的界限内，追求利润最大化的正常方式。这件事的可怕之处是，残忍并未因残忍而被视为有罪，而是被默认为某种规范。我总以为，纠正这种错误，是一个国家的职责。1997 年，《布莉吉特》杂志[①]公布的一项调查问卷显示，92.3% 的消费者支持禁止一切违反物种规律的养殖行为，但是，他们当中的大多数却依然故我，大肆购买用这种养殖法生产的肉食和香肠。如此重大的道德问题，不是人的钱包可以决定的。谁愿意为了买份午餐，还得郑重其事地思索一下，这样做是不是在助纣为虐。在一个文明社会里，人们理所当然地认为，在所有肉食品进入超市之前，生产监督的环节早已完成。就像对待交通规则的态度一样，我往往只是下意识地遵守它，而不会在街上每遇到一块交通警示牌都问一问自己，照它的要求做，是不是符合道德规范。更何况，每一家屠宰场和养殖场的环境，确实是经过检查的。只不过，在我生活的这个国家里，决策者对虐待动物的容忍力，似乎超出了我所能接受的程度。在如何对待鸡牛猪羊的问题上，我和政府的标准显然是有分歧的。这样的思考愈多，思想与行为之间的矛盾便愈加令我纠结。唉，我是一个多么不可救药的混蛋啊！或许在交通问题上，放弃个人主见还勉强说得通，为了整个社会的秩序，乖乖交罚款，自觉守交规，虽然有些规矩就算我想破头，也猜不透它

① 《Brigitte》，德国最受欢迎的妇女杂志。

们的用处和意义究竟何在。但是，世界上没有任何一个政府，可以剥夺我对善恶的判断力。问题是，我明明看到了恶，却不愿正视它，而是逃避思考或自我欺骗，继而一如既往地购买着那些粘满罪恶的食物。正是因为有我这样的人，大规模工业化养殖才有了存在的可能。

好吧，眼看一年就要结束，所谓新年新气象，就让我来做个试验：从明年 1 月 1 日起，我将彻底摒弃旧习惯，从今往后，完全依照自己的信念来安排日常饮食。可是，我的信念又是什么呢？比如说，如何看待炸猪排？是不是说，只要保证原料是有机的，就可以坦然视之为饮食文化和生活情趣的一个标志呢？可是，即使是"有机猪"，也未必能做到寿终正寝。或者说，我应该下更大的决心，做个坚定的素食主义者？还有果食主义者，究竟是这些人本来就是小丑，还是因为我眼光肤浅，总是把个人习惯当作衡量一切的标准，因此才觉得他们可笑呢？

印第安人有句名谚："若想评判一个人，必须先穿他的鞋走一个月的路。""……是美洲原住民的话！"假如吉米尼在，她一定会这样纠正我。管她呢，说不定这种听起来俗不可耐的话，原本就是德国人自己拍脑壳想出来的。无论如何，反正我决心已定，在接下来的一年里，我要把各种不同的饮食方式统统尝试一遍，从有机食品到素食，从纯素食主义到果食主义。换句话说，我打算穿不同的鞋子，分别走一个月的路，啊，不，最好两个月。要把一种新的生活习惯植入大脑，没有三两个月的时间肯定是不行的。当然，我也可以换一种方式，比如通过阅读去了解有关素食者、纯素食主义或果食主义的知识，假如这些能算得上知识的话。就像是乘坐豪华客轮旅游的观光客，每到一处地方，不过从船上下来，到岸上溜达一圈，便以为自己已经了解了这个国家。不，我不要这样。要想了解素食者、纯素食主义和果食主义者这些于我完全陌生的文化，我必须把自己变成它们的一部分，不仅要依照它们的要求安排自己的饮食，而且还要认真研究其各自不同的生活观，向外界做宣传。我相信，只要把这段时间坚持下来，足以让我脱胎换骨。到试验结束时，我将变成一个对“吃”了如指掌的人，在对不同饮食方式做出身体力行的尝试后，我会最终明白，自己应当选择哪一种。为避免半途而废，我决定为此写一本书。

第二天一早，我拨通了我的出版人沃尔夫冈·霍尔纳的电话。听到我的声音，他显得很兴奋。他大概以为我要告诉他，我终于开始动笔，写那本一年半以前和他签约的小说了。现在，我必须努力让他理解，为什么我认为，这本书比那本小说更重要。

“我必须马上动笔，一刻也不能拖延。”

霍尔纳饶有兴趣地听我说着。看来，他觉得这主意还不错。可是，他显然误解了我的意思。

“你应当把有机饮食推迟到3月份开始，明年头两个月，先把酒戒掉。”他建议道。

我顿时不悦。他以为自己对我的喝酒习惯了解多少，就敢这样品头论足？

“哎，你这话什么意思？你是不是认为，酒也是某种动物生产的，所以应当戒掉？这种动物叫什么？酒猪，还是酒牛？是不是给它‘挤酒’的时候，它感觉很痛苦？”

“这件事跟禁欲没关系，”我解释说，“我并不想成心给自己找罪受，而不过是想做个更好的人。至于喝酒多少，这是我自己的事。”

意外的是，一开始，就连我的私人医生也完全误会了我的意思。他打量了一下我的身体，然后立刻摆出一副专家的姿态。

“我认为，并不是所有人都适合通过节食来减肥。我们每个人都应当按照个人的身体特点，找到适合自己的饮食方式。遗憾的是，我们平常吃的东西，往往对健康是有害的。”

他张口闭口“我们”，仿佛我和他面对的问题是一样的。面前的他，拥有一副保养良好、健康完美的男模身材，而我呢，简直就是他的反面样板。说实话，在选择食物的时候，我不仅从没有考虑过其他生物的需求，就连我自己的需求，也都被我抛在了脑后。这样一位美貌英俊的帅男，竟然能够设身处地，为我这种形貌不堪的人着想，实在令人感动。我告诉蔡斯勒医生，我这样做的原因，并非是出于对自己健康的考虑，而是为了鸡、牛、猪的健康。这件事与胆固醇水平和身材胖瘦无关，而是为了表达对道德的一种尊重。我需要他做的是，每隔两个月为我验一次血，记录下有关数值，当发现问题时，及时提醒我。

“45 到 65 岁是一个重要的年龄段，”蔡斯勒医生郑重地说，“如果这时候忽略了健康问题，等到年龄超过 70 岁，生活就会变得毫无质量。”

我十分清楚，为了自己的健康，我早就该做些什么了。从身体状况看，我简直与行尸走肉没有分别：体重超标，哮喘，慢性关节炎，一天到晚总是感觉累，累，累。可是，我手头还有部电影剧本等着交稿，如果不定时摄入足够的高热量碳水化合物，如果不把一升装的可乐一桶桶地往肚子里灌，我一定完不成这项工作。那样的话，我将变得灵感全无。所以，在试验开始阶段，我必须借助有机食物，使自己的不良饮食习惯以某种方式得以延续。过几个月，最迟，当我变成一个果食主义者时，原来那些这样或那样的问题自然就会迎刃而解。

可眼下我不得不认命的是，没有一个人愿意相信，我这样做，完全是出于无私的动机。这正应了那句老话："切莫相信任何高尚的动机，除非你能找到更有说服力的理由。"就连吉米尼也以为，我这样做，不过是为了减肥。

"是时候了，你早该好好调理一下自己身体了。总这么下去，肯定是不行的。"

她帮我一起，对冰箱和餐厅里的食品储藏进行了一番清点。速食鸡丁，冷冻牛排，三文鱼切片，速冻绿菜花、白菜花……这些菜花，已经在冰箱里放了半年多了。年底之前，这些东西必须全部吃掉或送人。从今往后，我将不再购买任何非有机食物。

吉米尼拿给我一堆从柏林十字山有机食品超市买来的有机调料，有机白糖，还有有机盐。我问她，有机盐是什么？"盐，不都是盐矿里开采出来的吗？"

"这是原盐，"吉米尼说，"不含任何抗凝剂之类的东西。"

盐里还有抗凝剂？我一直以为，如果盐结了块，只要放在盐磨里转几下，就解决了。吉米尼送给我一个盐磨，里面盛满大块盐粒。我把手伸到黑色的电磁炉盘上方，试着拧了两下。几颗白色的盐粒稀稀拉拉地落下，看上去，颗粒依然很大。

“你到超市买东西的时候，一定要认准包装上的有机认证标质。”吉米尼说。

一些狡猾的农场主为了搭有机食品的便车，又不愿付出相应的投入，就在排骨或鸡腿的塑料包装上，贴上“饲养环境已经检测”的标签。这种标签说明不了任何问题，因为每家饲养场理所当然都是经过检测的。它的唯一目的就是为了鱼目混珠，让顾客误以为这些东西和有机食品是一码事。这种在法律界限内的骗术非常流行，以至于许多真正的有机食品供应商不得不放弃“已经检测”的说法，以免落下欺骗之嫌。而“有机食品认证”则相反，它至少能够为顾客提供一些最基本的保证，比如说，可以保证那些鸡是散养的。

吉米尼还送给我一盒“维蕾德”面霜，那味道闻起来，总让我联想到我的祖母。

“这是麦当娜用的牌子。”吉米尼得意地说。

“这跟我的计划可没什么关系，”我明确提醒道，“我要改变的不过是我的饮食习惯，我并不想从今往后只穿‘有机’衣服，抹‘有机’擦脸油。最起码，在我变成一个纯素食主义者之前，绝不做这种打算。”

第二天一早，当我走进后院花园的时候，看见没了脑袋的贝蒂，正可怜兮兮地躺在草地上。贝蒂是（或曾经是）一只苏塞斯鸡。现在，这只鸡喉咙折断，血从白色羽毛间往外汩汩流淌着，另外两个同伴也没了踪影。后来，其中一只被我从邻居家花园里找到了，当时，它正一脸惊恐地趴在地上，任由邻居家的鸡啄咬着。另外一只，迄今下落不明。我把那只受了惊吓的鸡关进鸡笼，然后拎过贝蒂尚有余温的残肢，开始拔毛。除了缺失的鸡头，还有肋部一个被牙齿咬穿的深洞，这只鸡的身体可谓完美无缺。这是我第一次给鸡拔毛，令我吃惊的是，这件事做起来竟然这么快，这么容易。到最后，整个鸡身，只剩下几根一时揪不掉的细毛。幸好邻居贝娅特经验丰富，她往一只铁锹上倒了点酒精，然后点着火，用火苗燎掉贝蒂身上残留的几根鸡毛。她一边忙活着，一边不停地唠叨，说她实在想不到，我竟然敢动念头去吃眼前的这只鸡。

“这样做很不好，被狐狸咬死的鸡，就像被注射了疫苗一样。如果狐狸有病，病菌就会直接进入鸡的身体。被咬了以后，鸡的心脏还在跳动，病菌就会通过血液，散布到身体的每个部位。”

“你知道像这样大的一只有机鸡，在超市卖多少钱吗？”我问道。其实，这件事连我自己也不清楚。在厨房里，贝娅特熟练地用刀切断贝蒂的脖颈，剖开膛，从里面拽出一团臭烘烘、夹杂着粪便谷粒的鸡肠和内脏，里里外外冲洗了一遍，然后放入冰箱冷冻层。

吉米尼认为我的做法简直是丧尽天良。我反驳说，我为什么不可以在悲伤的同时，把贝蒂吃掉呢？

“假如某一天，我乘坐的飞机坠毁在一片与世隔绝的不毛之地，为了求生，我肯定不会拒绝去吃其他乘客的尸体，反正，他们已经感觉不到疼痛了。现在，贝蒂也是一样。”

况且，对我来说，吃一只动物的肉，而不用担心为它的死负责，这样的机会实在是可遇而不可求。

这天下午，吉米尼陪我一起去菲斯滕瓦尔德①，带布利去宠物医院做化疗。谢天谢地，布利并不是所有病犬中最悲惨的一个。即使进了候诊室，它的情绪依然很高涨。屋里的病犬们，有的悲伤地耷拉着脑袋，有的紧靠在主人腿边不停地发抖，而布利却一脸兴奋地径直冲进治疗室，摇着尾巴，友好地和医生打着招呼。直到被抱上治疗床，它才渐渐意识到，接下来将发生什么事。兰茨格医生把针头刺入布利的右前腿，前后左右挪动试探着，可是过了半天，还是没有一滴血流入针管。经过几个月的化疗，布利的血管已经完全萎缩了。左腿的情况也是一样。我伸出汗涔涔的双手，搂住布利的头。原本硕大的斗牛犬头颅，在我手中仿佛变得越来越小。布利喉咙里不停地发出呼噜声，脸上的五官痛苦地皱在一起，两颊层层叠叠的厚皮无力地垂下，仿佛沉重的幕布。医生终于在布利后腿找到了一根血管，把针管里的药推进了它的身体。

在菲斯滕瓦尔德，我和吉米尼为即将到来的“有机食品月”进行了第一次采购。布利一直趴在后座上打盹儿。我们找遍了菲斯滕瓦尔德，也没能找到一家专营有机食品的商店，于是，我们

① Fürstenwalde，勃兰登堡州某小镇名。

只好到规模大一些的超市，去寻找我们需要的东西。阿尔迪超市里，有机食品种类少得可怜。货架上，仅有一些所谓的有机茶，这些茶，要么我家里已有（比如有机绿茶），要么看上去就让人毫无胃口（比如有机果茶）。另外，还有黑乎乎的切片面包（必须用面包机烤焦后才能下咽）、有机酸奶、有机香蕉、有机番茄、有机火腿和有机香肠。要想在这里买齐全部日常饮食所需，肯定是不可能的，顶多只能勉强凑些数。利维超市的情况看上去要好得多。有机食品专柜就摆在超市入口处，紧挨着水果蔬菜柜台，上面的货品几乎可以满足一个现代消费者的全部基本需求：橘子、苹果、香蕉、番茄、洋葱、土豆等等，一个有机椰子竟也赫然混于其中。用常规方法种植的，或者说喷过农药的水果就摆在旁边柜台上，我刚好可以趁机比较一下价格。比如说，一袋有机橘子售价1.99欧元，果皮有毒的橘子售价1.79欧元。为什么长久以来，我一直选择有毒的那种呢？原因是，我要买橘子，而喷过农药的橘子的价签上写的恰恰是“橘子”。“有机橘子”，这名字听起来就像是一个特殊物种，一种为头脑狂热的环保分子量身打造的特供产品。而我呢，不过只是想买些普通的橘子而已。如果换一下标签，把“有机橘子”写成“橘子”，给常规方法种植的橘子标上：“经过具有致癌性的灭虫剂、杀菌剂、除草剂处理的橘子”，那样的话，我很有可能会把有机橘子当作标准橘子，直接扔进购物车，而不问价格。这时，如果有个人站在超市出口，用沙哑的声音悄悄对我说：“嘘，我跟你说，这橘子你买贵了！你肯定是不小心买错了。你过来，我退给你两毛钱，你只要同意我往果皮上抹一点儿苯基苯酚、噻菌灵和抑霉唑就行，这东西据说有可能致癌，不过，目前还没有100%的科学证据。”这时，我一定会婉言拒绝。

在距离蔬菜柜台几步远的地方，是一个5米长、2米宽的货架，整个超市的大部分有机食品都摆在上面，其中包括两种板状巧克力，六种面条，大米，小米，调料，几种罐头，还有面粉和白糖。跟我妈做的饭差不多，数来数去就几样，爱吃就吃，不爱吃拉倒。挺好，这样我就不用像平时一样，在几百米长的走道里像没头苍蝇般转来转去，在60种果酱和12种黄油之间犹豫不决，拿不定主意。只有有机麦片的品种，还略嫌多了些。我只花了一刻钟时间，便将采购任务全部搞定。在采购的食品中，有好几样东西，我这辈子还一次没有尝过。比如青椒酱、醋栗苹果糊，还有一块简易黑纸包装的平板巧克力。我还在冷冻柜台发现了四种有机速食品，其中三种是面条。我当即决定全部买下。在我看来，每天花几个小时来做饭，是无所事事的闲人和喜欢自虐的家庭妇女的专利。这些食品每样价格2.99欧元，同类的非有机食品价格大约是2.49欧元。在全部有机食品中，只有橄榄油的价格差距悬殊，超过了5欧元。简而言之，与以往不负责任、缺乏良知的购买行为相比，或者说，与选择购买喷洒农药的果蔬和有虐待动物之嫌的肉类制品相比，本次购物花费大约超支20%。

当我和吉米尼开车回到家时，天色已经暗了下来。路中央，在一团路灯光束的映照下，蹲着一只狐狸。它正聚精会神地向鸡圈方向窥伺着，对我们的到来丝毫没有察觉。我关上车灯，换成空挡，让车子悄悄向前面溜去。“你想干吗？”吉米尼叫道，“它没做错什么，那是它的天性！”

“杀我鸡者，拿命来！”我咬牙切齿地回答。

我迅速挂上一挡，踩足油门，向狐狸冲去。吉米尼用双手捂住眼睛。狐狸轻巧地一闪，然后大摇大摆地穿过小花园，消失在黑暗里。吉米尼长长地舒了一口气。

我拆开一袋橘子，发现有一只已经烂掉了一半。人家果农往橘子上喷洒苯基苯酚、噻菌灵和抑霉唑，可不是为了图开心、找乐子。我剥开一只没有腐烂的，尝了一口。它的表皮看上去没有喷过农药的橘子那么有光泽，但味道至少一样好，或者，是不是更好呢？嗯，很难说……

接下来的几天，一堆堆的包裹送上门来。里面有我从网上旧书店淘来的关于有机饮食和素食主义的书，甚至还有两本论述纯素食主义的专著。只有“果食主义”（Frutarism），无论我在网上怎样搜索，都查不到任何结果。我不断变换拼写方式，重新输入、搜索，仍然是徒劳。这种饮食方式似乎不大招人喜欢，或者，是因为那些为数不多的果食主义者都喜欢独处，相互之间老死不相往来，以至于连个规范的名称都没有统一。相反，当我搜索“同类相食”（Cannibalism）的词条时，居然查到了309项结果。看来，人们更愿意花费心思，琢磨如何给自己的食谱增添花样，而不是想办法限制它。

二 1月——只吃有机食品

许多事，于他人仅为遗憾，于我却是痛苦。

（乔治·克里斯托夫·利希滕贝格①）

计划目标：只吃有机食品，即带有六角形欧盟有机认证标志的食品，或者是我对其生产和加工条件了如指掌的食品，例如，男邻居萨皮亲手种植的土豆及其他块茎类产品（其采摘过程有我目击为证），女邻居贝娅特的自制果酱，还有村长家自养母鸡所产的柴鸡蛋。

例外情况：赴朋友聚会或偶尔在外用餐，因条件所限而无法

---

① Georg Christoph Lichtenberg，18 世纪德国启蒙学者、思想家和讽刺作家。

确定所供餐食是否拥有有机认证标记时，可不受此约束限制，但无论如何，绝不食用任何肉类或鱼类制品。

“要不然，我连朋友聚会都没法参加了。再说，我这么做，主要还是为动物考虑嘛。”

这天，应我的邀请，吉米尼与我一起共进早餐。这是一顿严格符合环保精神和公平贸易原则的早餐。早餐内容有：燕麦小面包、黄油、奶酪、果酱和青椒糊（没错，这玩意儿确实叫这个名字）。此外，还有茶和鸡蛋。吉米尼从她的住处顶风冒雪，坐着公交车，一路颠簸来到我家，顺便还带来了一大堆从十字山区有机食品超市专门为我采购的补给：苜蓿芽、番茄，还有有机食品专业刊物 *Schrot & Korn* 1 月号。翻开这本我的新的“人生指南”，在第一页的编者按中，赫然罗列着人们选择有机食品的种种理由。吉米尼念道：

“因为

——我反对使用化学食品添加剂；

——选择有机食品可以保护从业人员免受农药或其他有毒物质的侵害；

——选择有机食品是对转基因食品说‘不’；

——有机食品的生产方式有利于物种保护；

——有利于气候保护；

——有利于防止水土流失和土壤养分流失；

——有机食品可避免农药和硝酸盐对地下水的污染；

——选择有机食品可以使人获得一种良好的感觉。

……”

“获得一种良好的感觉？这是什么荒唐理由？还有，什么叫‘生产方式有利于物种保护’？难道其他方法不利于物种保护吗？对于生产流程，法律可是有明文规定的，谁敢不遵守？！”

吉米尼耸耸肩。更值得注意的是，在这篇编者按中，主编芭芭拉·格鲁伯还直言不讳地告诉读者，关于有机食品是否比常规食品更健康的问题，目前还没有明确的科学论证。乖乖，对这一点，我可是一直坚信不疑呢！既然有机食品没有农药残留，它难道不是理所当然比其他食品更健康吗？另外，在我刚刚买来的介绍有机食品的书里明确写着，鸡、兔和白鼠试验的结果显示，试验对象对有机食品的喜爱程度明显高于常规食品。眼下，我和吉米尼则通过人体试验得出结论：用来抹面包的青椒糊味道平平，口感黏腻。吉米尼说，以后得买用番茄做底料的面包酱，因为根据她的经验，所有含番茄成分的面包酱，味道都不会太差。好吧，等我进入素食阶段以后，再来试试这个。半成品的燕麦面包得到了我和吉米尼的一致肯定，而有机番茄则让我大失所望，我原以为，有机番茄的味道应该更浓一些，可实际上，它嚼起来的口感就像是烂胶皮，跟超市里卖的普通番茄没什么两样。

突然，从桌底下传来一声凄惨的猫叫。弗莱蒂，一只老态龙钟的哈瓦那棕猫，正拼着力气，想从布利笨重的身躯下挣脱出来。布利用一只爪子把它牢牢按在地板上，用舌头舔着它的一侧耳朵。吉米尼示意我赶紧出手，帮帮那个可怜的家伙。

“让弗莱蒂自己解决吧，”我说，“它在我这儿已经够享福了。”

我一向不喜欢猫。首先，我对猫毛过敏。其次，猫在我眼里，是一个专门以虐杀小动物为乐的冷血杀手。可是，当我半年前搬到这栋房子来的时候，花园里已经住着两只猫，就是辛博和弗莱蒂。一个老住户在和他的新欢迁往新居之前，把它们丢在了这儿。大概因为这两只老得快死的猫，和他们即将开始的新生活实在太不相衬。可是，这两个家伙总得有人喂，有人管。再说，它们对人类的关爱是如此饥渴，以至于只要有人抱起它们，它们的嘴角就会往下淌口水。圣诞节过后，雪一直下个不停。有一天，我善心突发，把这两个流浪儿请进了门。辛博是一只杂色的花猫，毛色光润，眼神坚定。看来这冰雪严寒的天气，并没让它吃太大的苦头。可弗莱蒂就差多了。当我发现它时，这只断了尾巴、两眼糊满眼屎的老哈瓦那猫，正蜷缩在后院窝棚下面的干草堆里，一副楚楚可怜的模样。一些激进的环保分子总是口口声声说，应当让所有动物都在自然环境下生活。我相信，这些人压根儿没有想过，完全无依无靠的野外生活，对生命会是怎样一种考验。一个温暖安全的窝，不仅可以改善生存质量，而且还可以大大提高动物的寿命。与人类一起生活的家禽和宠物，只要不是为了养大后吃肉，大多都比它们野生同类的寿命长得多。这不仅是因为少了天敌的威胁，而且是因为它们有更好的膳食，没有寄生虫的袭扰，生病后可以及时得到医治，不用冒死争地盘，也不用担心挨饿受冻。其实，人类何尝不是如此。有固定住所的人，肯定比平均寿命只有47岁的流浪汉生活得更幸福。如果让辛博和弗莱蒂在勃兰登堡的自由田野与温暖狭促的檐下生活之间做一个选择，我想它们一定会毫不犹豫地选择有猫厕和沙发的后者。刚来的第一个星期，它们总是从早睡到晚。虽然它们随时都可以离开，可是直到今天，它们一次也没有迈出过大门，它们的爪子也没再沾过一次雪。布利对家中添丁很是兴奋，总是想方设法对两只猫大献殷勤，让它们躲闪不及。

我拿起桌上的一只果酱瓶，里面是女邻居自制的树莓酱。

“我敢肯定，贝娅特做果酱的时候，用的肯定不是有机白糖。”吉米尼说。

“那怎么了？”

“你不是说，从现在起只吃有机食品吗？”

哼，我早就料到事情会是这样。当你刚刚摆开架式，准备做些什么，就会有个环保卫士不知道从哪个角落突然冒出来，对你大喊大叫：“这样做是远远不够的！你看看，这个问题你又忽略了吧？只有我，我一个人，才能做个完美无缺的好人。而你呢，一辈子都是个不可救药的、破坏环境的坏分子！”

我只好用制作果酱的良好环境条件作理由，来为自己辩驳。“贝娅特种的这些树莓，是用我家宠物的粪便作肥料，每次我都亲眼看着她，用手推车把这些粪从我这儿取走。她把莓子从花园的树上摘下来，以零排放的人力运输方式运到厨房，然后用慢火熬制，再装入洗干净的装芥末酱的旧玻璃瓶，隔着院子中央的篱笆墙，把它递到我手里。难道你的意思是，从中国进口的有机果酱比这个更环保，就因为做果酱的时候用了正确的糖？”

吉米尼只好让步，同意我破例食用贝娅特家的果酱，而我呢，也做出了相应的表示：下次贝娅特做果酱的时候，我将为她友情赞助有机果糖。

“除了我，全德国大概再没有第二个人能坚持每顿饭只吃有机食品。”

“谁说的？”吉米尼说，“好多年轻的母亲都是这样做的。她们生完孩子以后，一下子改变了观念，从此只买有机食品。还有一些患了癌症的人也是。我认识两个癌症病人，他们从确诊那天开始，就把所有食品全部换成了有机的。”

哦，原来如此。看来，一个普通消费者对有机食品产生兴趣，并不是出于对气候变化的关心，或是想借此为防止水土流失尽一份力，而是认为有机食品对健康更有利，尽管这一观点迄今尚未被科学所证实。这也是为什么有机食品贸易近年来以两位数的增长率，迅速走红市场的原因。在所有合乎道德准则的饮食习惯中，只有有机食品消费才最能够满足人类本能的愿望：健康是首要的，如果味道也不差，则是锦上添花。

我住的地方距离柏林有70公里之遥，再加上圣诞节后一直在下雪，天冷路滑，出行不便，所以，我只能选择在附近超市，采购日常所需的有机食品原料。这些超市的供应，比我想象的丰富得多。有机香蕉、有机番茄、有机土豆，几乎无处不有。而且在每一家超市，也都能买到有机火腿切片。看来，面包夹香肠一定是一种深受大众喜爱的食品，以至连有机食品商，也不忘用它来招徕顾客。当然，吉米尼仍然还是牢骚满腹，喋喋不休。在她看来，眼前这一切离要求还差得太远。这里必须提到的是，我们一向钟爱的新哈登贝格①“利多”超市，不久前被另一家企业吞

① Newhardenberg，勃兰登堡州地名，距柏林约65公里。

并，新年重新开张后，改名为“薄利”。而新领导层做出的第一个决定，是把有机肉馅撤下冷藏柜台。这个决定对吉米尼来说尤为痛苦。她是个“非纯粹”素食主义者，一年361天都不吃肉，而余下的几天，只要看到煎肉饼，就会立刻乖乖就范。于是，我们做出决定，对“薄利”超市实行抵制。在利德超市，有机食品的种类寥寥无几，货架上，只有少量的公平贸易产品。薪酬公平固然重要，但却无法满足我对高尚饮食的基本要求。大型廉价超市“考弗兰”的状况略好一些。但是，与利维超市和埃德卡超市不同的是，在这里，有机食品没有集中摆放在专门的货架上，而是散落在一望无际的整片货区里。竖在每一种有机食品前面的带有有机标志的小纸牌，就像是一个个小小的交通指示牌，引导着我这个雄心勃勃的顾客，穿过茫茫的商品海洋，找到正确的目标。刚进门时，放眼一望，到处都是挂着有机标志的小纸牌，简直令人眼花缭乱。我心想，这么多的货品，一定能让我这颗热爱有机食品的心灵，获得充分的满足。可是，当我站在货架前时才发现，挂着有机标签的商品，往往是整个货架上所有商品中最没有吸引力的那一个。这些东西，要么是面粉、面条之类的必需品，要么是腌豆芽之类的另类食品。在小吃柜台上，虽然摆着五花八门的贴着有机标签的零食，可却连一袋有机薯片也找不到。相反，我从小就厌恶的椒盐饼干却有两种，还有一种口感像面包干一样的硬邦邦的芝麻条。不过，这里总算还能买到有机火鸡腿和有机杏仁泥，而且在考弗兰超市，我还找到了苦寻已久的有机橙汁（利维超市的人大概都以为，有机消费者只要有苹果汁、蔬菜汁和番茄汁喝就足够了）。但是，无论在考弗兰还是其他超市，都找不到任何一种有机可乐。

“到柏林‘有机公司’[①]去看看，那里肯定可以买得到。”吉米尼鼓励我说。

她这样说，是因为我曾经答应过她，如果能够找到有机可乐，我就下决心和心爱的健怡可乐一刀两断。说实话，我并不认为这种可能性有多大。我更希望在我的有机食品体验期，能够继续与可乐为伴。在我看来，可口可乐的大部分原料反正也是化学的，唯一的天然原料就是糖，而健怡可乐呢，连这个都被化学品替代了。所以，可乐和有机不有机的问题，已经完全没有了关系。难道说，还有什么用有机方法制作的化学品吗？

“可乐是胖人的饮料。”吉米尼“蟋蟀”又摆出了一副好斗的姿态。

“胡说八道！”我说，“你不看电视广告吗？健怡可乐是建筑工地上那些身材健美的肌肉男的至爱饮品。”

桌下，传来一阵激烈的厮打声。弗莱蒂伸出两只前爪，用力撕扯着布利脸上一堆堆的赘皮，把对方的脸弄得像中国京剧中的脸谱，扮出各种各样奇怪的表情。布利努力想发出咆哮，但喉咙里却只传出几声嘶哑的呻吟，因为它的声带早被切除了。不知道什么原因，布利体内的癌细胞决定在它的呼吸道里扎根繁衍，直到把它彻底堵塞。从那以后，布利无论是运动、玩耍还是正常散步，都只能严格遵照医嘱。在最近一次手术，即过去五个月之内的第三次手术中，布利喉咙里一切阻碍呼吸的物件都被一股脑

① Bio-Company，德国最大的有机食品超市。

儿摘除，这里面，也包括它的声带。眼下，弗莱蒂正用爪子继续拉扯着布利的脸颊，而布利则把它理解为一种请求，于是用爪子按住弗莱蒂，伸出舌头，开始清理对方的另一侧耳朵。

今天，我决定和吉米尼去柏林“有机公司”采购。与传统食品行业一样，有机市场也早已是商业巨头们的天下，私家经营的便利店和小店铺被挤到角落，有机饮食也摆脱了以往环保和小众的标签。在当今有机食品消费群体中，大多是拥有良好收入、注重健康、追求时尚的年轻人。至少，在我看过的几本介绍有机饮食的书籍里，是这样写的。也许在其他某些地方，情况确实如此，但是在十字山“有机公司”超市，我所看到的景象却很平常：到处挂着特价促销的招牌，顾客的模样也和普通的十字山人没什么两样。勉强称得上时尚，但并不特别。因为天气寒冷，他们一个个都裹着厚厚的围巾，戴着笨拙的粗毛线帽。我随手拉过来一辆手推车。这是一辆传统的铁栅式购物车，以往，这种车在各大超市随处可见。直到后来，在一些大型折扣超市，这种老式推车才渐渐被有着超宽扶手和涂塑加强版车身的“巨无霸”推车所替代。在500平方米大小、光线明亮的“有机公司”超市里，各色物品摆放得一目了然，井井有条。对聪明本分的有机食品消费者来说，假如有什么商品在这些货架上找不到，那一定是他们不需要的。在吉米尼鼓动下，我在面包柜台买了两只核桃小面包，每只售价1.85欧元，这价格可真不便宜！但吉米尼一定要让我尝尝这种面包，因为她认为，这面包不仅十分美味，而且它的制作原料都来自没有污染的度假胜地。另外，吉米尼还向我强烈推荐一种杏仁牛角酥，据说它的味道棒得要命，可每只2.95欧元的价格，也真是要人命。

渐渐地，我的心里开始萌生出一种疑惑，“有机公司”莫非是想通过商品的定价，向消费者灌输某种理念？比如说，水果蔬菜类的天然健康食品，价格相对比较便宜。而肉类、奶酪和甜点，不仅脂肪和糖分含量高，而价格也贵得出奇。所以，为了你的钱包和心脏冠状动脉考虑，请更多地选择前者，谨慎地购买后者吧！这可真是令人感动的金玉良言啊。可是，他们为什么却又把那些昂贵而不健康的东西做得那么好吃呢？比如说奶酪。柜台里的男店员，在听我介绍完我的奶酪口味后，毫不犹豫地挑出三种奶酪，分别切下一小块，递给我品尝。天啊！这种荷兰高达奶酪可真是美味绝伦，而年轻的店员小伙更是既热情又懂行。结果到最后，被我放进购物车里的奶酪比蔬菜还要多。另外，还有肉和巧克力。看来，有机饮食与放弃享受无关，而是与奢侈更接近。我甚至找到了有机可乐，一种由Bio-Zisch公司生产的黑色碳酸饮料，名叫瓜拉那可乐。瓜拉那是产于巴西的一种含咖啡因的藤类植物，其所含咖啡因在人体中的释放速度，明显低于咖啡豆。类似健怡可乐的无糖瓜拉那可乐，自然是没有的。

回到家，我往杯子里扔进几个冰块，倒入可乐，轻轻晃动了几下，然后，像产品鉴定商一样，对着灯光举起杯子。看样子确实很像可乐。我抿了一小口。吉米尼和布利充满期待地望着我。啊，呸！我冲到水池边，把嘴里的可乐“噗”地吐了出来。这瓜拉那可乐的味道，就像是某种有25种副作用的咳嗽药水，完全无法下咽。对生产瓜拉那可乐的公司来说，这样说也许不公平，因为味道这东西，往往和人的习惯有关。我周围有不少人，都把我至爱的健怡可乐看作“垃圾饮料”或“有毒液体”。说不定这些人，对瓜拉那可乐反而会一见钟情。不管怎么样，这辈子我是不打算让自己习惯它了。

在勇敢尝试过瓜拉那可乐之后，我终于有理由继续喝我的健怡可乐了，当然，这样做的前提是，可乐不是用植物原料生产的。因为，假如可乐是用植物做的，这种植物十有八九不是有机的，那样的话，我到底还是有两个月时间喝不成可乐。这种想象太可怕了。没有可乐，我就没办法工作。因为离开了可乐，我就会整天昏头昏脑，打不起精神。现在，我每天早晨起床后的第一件事，就是打开电脑，给自己倒一杯冰镇可乐。还没有喝，我的脑子就已经像是汽车发动机一样被打着了火，然后，我就可以抖擞精神，开始干活了。接下来，我必须每隔一定时间，用可乐做一次能量进补。依照工作时间的长短，每天消耗的可乐一升至两升不等。当然，必须是健怡可乐。有一次，一位来我家干活的工人看到屋角堆成山的空可乐瓶，友好地提议说，我最好在家里装一个散装可乐机。

“你知道吗？人们经常把生产无糖可乐用的甜味素放到猪饲料里，因为这样可以刺激猪的食欲。”吉米尼说。

我真不知道，这些对可乐的妖魔化宣传都是从哪里来的。也许，是因为这种饮料是黑色的，一种明显可疑的颜色。在动物收容所，黑颜色的狗也总是最难找到收养者。我小时候就常听人说，可乐对胃壁有腐蚀作用，如果把一块肉放到可乐里，第二天，肉就会溶化得无影无踪。幸好，我后来偶然看到一个网页，对这些于可乐不利的谣言进行了彻底的批驳。所以我相信，人们在猪饲料里添加甜味素，一定不是为了唤起猪的食欲，而是因为那些工业化养殖场里的猪食太难吃，如果不放些甜的东西进去，猪宁可饿死也不会去吃。

“管它呢，”吉米尼说，“反正这东西肯定有开胃作用。”

而且，放在可乐里的肉也肯定不会溶掉。我想，这谣言十有八九是“二战”期间，当可乐在德国市场断货时，纳粹政府为了安慰消费者而有意散布的。在我看到的网页上写道，如果可乐可以溶解肉，那么其他含有酸性物质的饮料也会有同样作用，比如苹果汁。现在，这一切对我来说，统统不重要。我关心的唯一问题，就是可乐是不是用植物做的。我紧张地开始了网上搜索。真倒霉，可乐配方里果然含有香草、橙子、柠檬和桂皮油成分。可是，他们干吗不采用有机原料呢？可口可乐公司网页上明明写着，公司一向把社会责任放在第一位。

“公司的社会责任感体现在四个方面：市场、劳资关系、环境和公共利益。”

再看看“维基百科”对这事怎么说。哦，我的天！

“2006 年，世界最大的退休基金会——美国教师退休基金会（TIAA-CREF）在得知可口可乐公司违反儿童保护法、国际劳工组织规定以及环保有关条例后，决定出售其持有的价值 5240 万美元的可口可乐公司股份。”

接下来还有……

“可口可乐公司被指控借助哥伦比亚右翼准军事组织，向当地企业员工施压，甚至涉嫌谋杀哥伦比亚食品业工会——全国食品工业联盟（Sinaltrainal）的领导人物。”

简直太可怕了。我真不明白，为什么这样一家用甜蜜的液体把全球化带到世界每个角落的企业，对员工多半并不过分的要求，竟然如此反应冷漠。

“这些人在想什么？”我声嘶力竭地喊，“他们还嫌自己不够贪吗？他们是不是觉得拉美老百姓日子过得太好了？这么棒的饮料，却干这种烂事。真让人想不通。”

吉米尼神色忧虑地望着我，因为就在刚才，从我的嗓子里，突然发出一串像哮喘病人一样的咕噜声。在我情绪激动的时候，经常会出现这种现象。我只是想深吸一口气，可一张嘴，却发出这种可笑的声音，就像一捏就呱呱响的橡皮鸭子一样。

“那肯定是下属分公司干的事。”吉米尼用劝解的口吻说。

“那又怎么样？总部总不能由着那些流氓胡作非为，不闻不问吧？而且，他们居然会杀人！这些恶魔！你看看这儿，在印度，他们还抢走了农民的水。看来，我不仅接下来两个月不能喝可乐，这辈子，我都不能再喝这玩意儿。从今往后，我只能喝这种恶心的含糖的有机可乐了！”

我继续咕咕地发着声音，恶狠狠地踹了冰箱一脚。正在沙发上休憩的布利、辛博和弗莱蒂吃惊地转过头，瞪眼望着我。我可是说真的！那些肥得流油的生意人要是连可怜的哥伦比亚工人的生存权都不懂得尊重，凭什么让我们这些纳税人相信，他们会把鸡鸭猪羊的养殖环境当回事呢?

说到养殖环境，如今在我家的鸡窝里，还剩下最后一只鸡。它就像卡斯帕尔·豪泽尔①一样，在与世隔绝的世界里孤独地生活着。禁闭是一种迫害。可是，现在狐狸大白天都在村子里转，我不可能放它出来。再说雪这么厚，围栏也没办法修。而且，在如此恶劣的环境下，我也不可能考虑再买另一只鸡来给它做伴。也许我家的养殖条件，比大型养殖场还要差。那里的鸡，至少还有同伴。而且，那里也一定比这儿暖和。天气预报说，下周气温将会下降到零下18℃。不行，我得赶紧想想办法。

接下来的几天，我总是感觉身体疲惫。验血结果显示，一切正常，不缺铁，也没有糖尿病迹象。只有胆固醇，略微有些偏高。奇怪，我一直以为，胆固醇高是男人才会有的问题。可我真的总是觉得累，有时候累得恨不得一头从椅子上栽下来。

“放心，这肯定是一种戒瘾反应，过段时间就好了。”吉米尼说。

我真的搞不懂，一个人离开了可乐该怎么生活。改喝咖啡?有机咖啡，来自公平贸易、用人道方法烘焙的有机咖啡，大概有上千种。但是，我讨厌咖啡。于是，我只能一遍遍对自己说，离开咖啡因，人一样能活。我盯住电脑屏幕，努力让自己集中精神，可没过几分钟，我的注意力就转到了别处。我在想，假如电

① Kasper Hauser，德国19世纪著名神秘人物，曾被囚禁多年，被发现时16岁，智力低下且沉默寡言。

脑键盘上没有数字键，我该用什么办法打数字呢？我可以用大写字母“I”来代替1，用大写“O”代替0。2呢，可以打成“Z”。是不是因为2的样子很像Z，所以这个单词才用“Z”来开头呢[①]？打住，不能再想了，我得把注意力集中到文章上来。“E”很像反过来的3，可是4呢，好像没有哪个字母的结构跟它接近。可能最像的，就是H了……我放弃了努力，决定先给我的税务师吉多打个电话，问问他，购买有机食品的额外支出，是不是能拿来抵税。因为说到底，我多花这份钱的原因，是为了写书。吉多的反应有些迟疑，他只是嘱咐我，不管怎么样，先把发票保存好。挂了电话我在想，让被榨干了血汗的纳税人为我的不良饮食习惯买单，究竟是不是公平。假如我的日常饮食健康平衡，就像在“有机超市”遇到的那些年轻人一样，多吃水果多吃菜，每星期只吃一两顿肉，偶尔吃块点心或巧克力，我的有机食品额外开销，大概只占百分之二十。但是，因为我总是买半成品，一天到晚离不开肉、奶酪、饼干和巧克力，所以我的超支比例，差不多是百分之百。

“有机食品？我根本买不起哦。”在福利一天天削减的年代里，这是人们最常听到的一个理由。人类并不是不愿把动物当回事，他们只是不想为关爱动物的健康花太多钱。据说在婆罗洲有一个食人部落，他们每次庆祝提瓦节的时候，为祭拜先祖，都会吃掉6个奴隶。19世纪，这个部落下决心废除这一习俗，并决定以牛来代替人，作为一种过渡。有一天，那些对当地土著的移风

---

① “二”的德文词是zwei。

易俗做法一直抱以关注的荷兰殖民者突然发现，这些土著竟然又开始吃人了。面对质问，这些提瓦教信徒的解释是，他们之所以重拾旧习，是因为一头牛价钱已经攀升到250盾，他们实在消受不起。而一个“肉食人”，却只卖100盾。关于食人族的记载，往往并不可信。所以，在把食人族的帽子扣到印尼人脑袋上之前，我们必须用怀疑的眼光来看待这些奇闻逸事。但是，在曾经有过食人史的地方，人们确实有可能用价格之类的理由为自己辩解。有机食品也是一样。这些食品不可能卖得像折扣超市一样便宜，因为那些超市的价格并不能体现商品的真实成本，在这些商品背后，隐藏着成千上亿的政府补贴。而由此产生的环境成本，最终又会重新转嫁到公众头上。

抛开这些不谈，有机产品到底有哪些优缺点呢？经验告诉我，任何一种食品，都可以找到品质相同或近似的有机替代品。当然，你不能指望“奇迹牌”有机通心粉和正宗“奇迹”是同一种东西，它不过和其他半成品面条一样，都在极力模仿着原装货的味道，虽然不地道，但却可以接受。只可惜，里面少了一小袋芝士粉配料包。吉米尼猜测说，大概是因为有机的帕马森奶酪太贵了。我倒是觉得，有机消费者很可能并不需要这种东西，因为这种干巴巴的脱水芝士粉不符合他们的饮食哲学。低脂的有机产品，甚至也是可以买到的，虽然说，低脂蛋黄酱的味道，实在令人难以恭维。另外，很多饼干的口感也太干，或者是健康感太足。当你吃它的时候，时常会感觉到，有机食品和常规食品的生产技术水平，至少有几十年的差距。即使有机食品生产商甩开腿，一路穷追猛赶，可是，要想改善某种食品的口味，传统厂商可以依靠古老的化学技术精华作后盾，而有机生产商却必须苦心钻研新的工艺，而这种工艺必须既环保又天然。以辣椒酱为例，这种5倍于常规价格的有机品，味道虽然和从亚洲商店买来的差不多，可当我摇动瓶子，准备往盘子里挤的时候，“噗”地一下，从瓶口喷出一大团果冻似的东西，数量大概相当于全部内容的五分之一。谢天谢地，多亏我买的是小包装。至于原因，很可能是因为里面缺少了一些很重要的物质，那就是生产普通辣椒酱常用的稳定剂、增稠剂之类的化学添加物。当然，事情并不严重，用叉子搅一搅，拌一拌，问题也就解决了。比这个更糟糕的，是那种软塌塌、吃起来没多少甜味的甘草软糖。在整个“有机公司”里，买不到任何一种味道和口感与“海利博”小熊糖接近的橡皮糖。与有机行业相比，那些靠化学品和破坏生态发财的传统食品厂商还有另外一个优势，这就是：我是吃着他们的产品长大的，所以早就习惯了那些东西的味道。况且，我有48年的时间来尝试和发掘，到底哪些品牌最适合我的口味。当然，说不定在诺登哈姆，或者上阿玛高之类的小地方，也有很棒的甘草糖，只是我还没来得及发现它们而已。好吃的巧克力倒是随处可以找到，只要你不被它黑乎乎的丑陋包装所吓倒。它们当中，要数盖帕牌杏仁巧克力和维瓦尼牌“白色脆皮”最美味。此外，这辈子我还从来没有像现在这样，品尝过如此众多的新奇美食。比如说，味道鲜美的暗红色醋栗苹果酱。这些体验，堪称是一次美食探险之旅。其中，有机番茄的味道依然令我失望，但是，酿青椒的味道绝对超出了我以往吃过的任何一个品种。在冷藏品柜台，有一种用蜜枣和咖喱酱作配料的新鲜羊奶酪，配以“苏丹情人”的美妙名称，再加上站在柜台后面的帅哥，其魅力绝对不可抵挡。

吉米尼突然现身，打断了我的思绪。“哎，你过来一下好吗？我觉得布利肚皮上的瘤子又变大了。”

几天前，在布利的腹股沟部位，突然出现了积水。医生用针头把积水抽了出来，之后我以为，事情就这样过去了。

我开车带着布利来到宠物医院。兰茨格医生又一次把针头插进肿块，抽出了积水。这件事做起来很麻烦，他必须一次次把针管卸下来，倒掉积水，再重新装上针头。好在布利的样子，看起来并不痛苦。它四肢直立，站在治疗台上，呼哧呼哧地喘着粗气，可我知道，它这副样子，其实是因为恐高。兰茨格医生准备把积水样本送去化验，以便搞清楚，布利是不是又长了一个新肿瘤。等待它的，很可能将是“无法医治”的结果。因为一旦确定，布利肚子里又长出了新的肿瘤，接下来，肿块就会越来越大，而布利所受的苦也会越来越多。“手术已经太频繁了，我们不能让它再受第四次罪了。”兰茨格医生说。

“为其他生命去决定生死，这实在太难了。”我回答说。

“您了解您的爱犬，您知道，什么时候该为它说：‘不’。假如有一天，它一口东西都不肯再吃，这就是一个很明显的信号。”

当我站在接待室里准备付款的时候，我最喜欢的助理医师帕尔顿小姐正好从我身边经过。帕尔顿太太年纪大约二十出头。像她这个年龄的时候，我整天还只知道跳舞、扮酷，或者和周围人找别扭。所以，每次当我看见帕尔顿小姐对待宠物和它们主人时那副温柔体贴的样子，心中都会萌生出一种难以名状的感动。她一看见我便问，布利好些了没。我的眼泪哗哗地涌出眼眶，一时说不出话来，只能咬紧嘴唇，使劲摇了摇头。

“哦，可怜的家伙，它不该受这样的罪。”帕尔顿小姐同情地说。

回家路上，我在宠物商店停下车。其实，我本应该把狗食和猫食也都换成有机产品，可是，我决定今天不。我给布利买了它最爱吃的狗粮，一大袋肯定不符合“德米特标准”[①]的欢乐牌狗粮。另外，我还买了一个双层的巨型豚鼠笼。

我俩把装好的笼子放在走廊上。笼子里，趴着一只体型庞大的鸟——我家幸存的最后一只宠物鸡。

“你看它的样子，真像皮普西。”吉米尼说。前不久，我俩一起在电影院看了电影《白丝带》，那里面有一只名叫皮普西的金丝雀。虽然电影里的皮普西结局很悲惨，但这并不太妨碍我们用同一个名字来称呼身边的这个幸运儿。皮普西在一米长、半米宽的笼子里来回踱步，不时用爪子拨拉着笼底的碎沙，偶尔啄食几颗米粒，仿佛在对自己的新居进行巡视。吉米尼把豚鼠笼中间的夹层锯掉了一半，在剩下的半个夹层铺上了一层棉絮，这样一来，在大约半米高的地方，皮普西又多了一个下蛋的窝，虽然它已经有好几个星期没有下过一个蛋了。在另外的半边，我横搭上一根木棍，这是给皮普西栖脚的地方。看起来蛮不错，还是说，

① Demeter，有机农业的最高标准体系，诞生于1928年，是国际有机农业运动最早的生产质量体系标准。由于其严格和苛刻程度超过其他所有相关法规，因此被誉为“有机中的有机”。

其实很糟糕？

我忧心忡忡地挠了挠头。

“我刚刚下决心抵制大规模养殖场的产品，可现在，我自己却在家里弄了个专业的层式鸡笼。”

“要是层式鸡笼的话，像这么大的地方，里面肯定塞着5只鸡。”吉米尼说。真是难以想象。如果在笼子里再放一只鸡，而且两只鸡可以和谐相处的话，也许还勉强行得通。如果再有第三只鸡，就已经是灾难了。但是，我肯定在什么地方，看到过把5只鸡关在同一笼子里的事。为了确定自己记忆无误，我又一次上网搜索。没错，在工业化蛋鸡养殖场，人们确实把5只鸡关在同一个笼子里。而这个笼子，只有50厘米见方，也就相当于皮普西这个窝的一半。我的天，这怎么行？！干这种事的人，肯定是有毛病，要么就是居心不良。可是按照规定，饲养每只鸡的最小空间不过是550平方厘米，也就是一张A4纸的大小。如果用三维来计算，这点地方甚至只有皮普西所拥有空间的四分之一。也就是说，这些笼子只有40厘米高，却是4到8层摞在一起。下蛋的窝，还有给鸡歇脚用的栖木，统统都是妄想。练习刨食的沙地，更是天方夜谭。这些鸡，只能站在铁丝编的网格上，而且，那一道道铁丝格子，居然还是斜的。如果你在斜坡上支过帐篷，就会知道，第二天睡醒后的感觉有多么狼狈。

哎，等一下，说不定这种残忍的饲养方法早已经绝迹了。反对虐待动物联盟的网页上写着，早在几年前，消费者保护部前任女部长屈纳斯特（Renate Künast）就已颁布法令，自2007年起，严禁采用虐待动物的笼养方式饲养蛋鸡，之后，所有养鸡场只能实行圈养或露天散养。在圈养鸡场，每平方米最多可容纳9只鸡，而在露天饲养场，每只鸡可以享受4平方米的活动空间。对动物保护者来说，这只是一次假想的胜利，因为没等到这项法律生效，政府就换了届。2006年4月7日，农业部长泽霍夫（Horst Seehofer）领导的联邦参议院决定，取消笼式养鸡的禁令。为什么会这样呢？如果说这些参议员是一群仇恨动物的迫害狂，恐怕令人难以想象。也许，是德国禽类养殖协会警告或威胁政府，假如不允许他们继续采用笼养法来养鸡，那么出于成本考虑，他们将不得不把养殖场迁往东欧。那样的话，不仅鸡的活动空间会变得更狭窄，生存环境变得更恶劣，而且政府也别指望再从他们手里拿到一分钱税款。在这个世界上，坏人总还是有的。

不管原因如何，其结果是：在2008年12月31日之前，这种50厘米×50厘米的囚禁式鸡笼都是合法的。如有特殊情况，还可申请将期限延长至2009年。由此不妨推测，很可能100%的养鸡户都提出了这一申请。这就是说，直到去年底前，这种养殖方法仍然盛行于世。想到这儿，我的脊梁骨一阵发凉。但是，现在毕竟已是2010年了。从今年起，德国所有养鸡场都必须采用“小群养殖法”。小群养殖，听上去很不错，感觉就像是一只公鸡带着一群母鸡在土堆上用爪子刨食。但是，事情并非如此。小群养殖的鸡仍然是被关在笼子里，只不过每只鸡的活动空间变成了800平方厘米，比A4纸的面积大了不少，大概相当于一纸A4纸再加上一张明信片。动物保护协会认为，这种养殖方法对动物仍然是一种虐待。养在这种笼子里的鸡虽然没办法撒欢，但至少能够勉强错身。笼子里还搭上了栖木，铺上了给鸡磨爪子用的A4纸大小的塑料地垫，另外，还有可容纳10只鸡的集体产蛋巢。这样一只笼子，可以养30至60只鸡，笼子的高度至少有50或60厘米。当然，想体验一下振翅腾飞的感觉是不可能的，栖木也并非是真正的栖息之所，因为它30厘米的高度，正方便被其他鸡啄臀。顺便说一下，啄臀的含义并不是指鸡相互之间用鸡喙亲热地啄一啄屁股，而是一种有可能产生严重后果的危险行为。有时候，鸡的内脏甚至都有可能被啄出来。但是，联邦食品、农业和消费者保护部对这样一种饲养方式竟然予以认可。在家畜饲养设备生产商必达公司（Big Dutchman）的网站上，转载了消费者保护部2009年5月28日发布的新闻稿。这篇新闻稿很可能是把家禽养殖商作为讨好对象，否则它不会在第一句就大言不惭地承认，小群饲养的受益者到底是谁："小群养殖法生产的鸡蛋投入市场，是德国产蛋业迈出的重要一步。"接下来写道："消费者在圈养、散养和生态养殖法生产的鸡蛋之外，又多了一种物美价廉的选择。"这句话的口气听上去，仿佛德国消费者对有机农户和散养农户的高价鸡蛋一直心存怨言。但实际上，根据最保守估计，至少80%的消费者对笼养鸡蛋持反对态度。人们明显更偏爱于散养鸡蛋，选购鸡蛋时的选择，是他们真正可以显示消费者力量的为数不多的方式之一。由于德国自产的散养鸡蛋无法满足市场需求，销售商往往不得不从国外进口。大多数情况下，笼养鸡蛋只能在糕点或面条生产商那里寻找销路。每三只鸡蛋里有一只，是通过这种方式完成消费的。按道理讲，在自由市场经济环境下，生产商的选择应当是由消费者的愿望决定的。所以，要想把产品卖出去，就必须重视消费者的需求。鸡蛋生产商对顾客的喜好其实了如指掌，否则他们就不会把田园风光的图片——田野、草地、在干草堆里悠闲啄食的鸡群——印在自家产品的包装箱上。但是，他们似乎觉得，只要耍些花招诡计，就可以在消费者那里蒙混过关。联邦农业部大概也有同样的想法。虽然他们并没有接受笼式养殖户的要求，取消将数字“3”作为笼养鸡蛋特殊编码的规定[①]，并在新闻稿中发出警告，“严禁误导或欺骗顾客”，但同时却又指出，“在包装盒或蛋身加注小群养殖标识，原则上是允许并且合法的”。

看看，我的想法原来是有罪的，因为我竟敢认为，联邦食品、农业和消费者保护部之所以引入“小群饲养”这一带有田园气息的概念，是为了帮助笼式养鸡户，合伙欺骗消费者。可是，为什么他们非要制造一种印象，让我们觉得那些毫无生活乐趣可言的笼养鸡，正在过着一种田园式的美好生活呢？说来说去，不就是想让我们多吃一些虐囚式养鸡法生产的鸡蛋吗？嗨，联邦食品、农业和消费者保护部，这算盘打得可真不错！

在新闻稿里还有这样一句话：“随着笼养禁令于2009年12月31日正式生效，蛋鸡饲养业将逐渐实现转型。”“逐渐”——也就是说，这种情况有可能还没有彻底改变，很可能有一些鸡，迄今仍然生活在50厘米见方的笼子里。我的天！政府对动物的健康可真是很在意啊。 想到这儿，我又开始犯困了。

可是，今夜我一定会辗转难眠。布利身上的肿块又积满了

---

① 德国市场销售的每一只鸡蛋都印有一个红色编码，其开头数字分别代表：0为有机，1为散养，2为圈养，3为笼养。

水，沉甸甸地拖在肚皮下面，像奶牛的乳房。它不知道自己该选择什么姿势躺下。它咕噜着，喘息着，呻吟着。我把它抱到床上，把枕头和被子垫在它的肚皮周围，以免它把身体的重量都压在肿物上。一切都是徒劳。最后，我不得不带它一起回到客厅，搂着它坐在沙发上，一边帮它按摩后背、爪子和耳朵，一边看着电视里有关连环凶杀案的多集纪录片。在其中一集里，一个小男孩把身上仅有的20分尼硬币拿给凶手，求他饶自己一命。犯罪心理学家分析，为什么凶手会对此反应冷漠，他的解释是，一个心理病态的连环杀手是没有同情心的，他的眼里看到的，只有那些能够使自己欲望得到满足的东西。他人的恐惧、痛苦和绝望，不会对他产生任何反应。向这样一个人祈求宽恕，就像屠刀下的猪向屠夫求饶。

两点左右，布利终于闭上眼，昏睡了过去。

第二天一早，我一边穿衣，准备带布利去宠物医院，一边在心里暗自做出决定，无论如何，我不会让他们给布利实施安乐死。就为了这样一个讨厌的肿瘤？不，绝不！一定能找到办法的，比如说，给它装个导流管。如果他们想不出办法，那我宁愿试着每天用针管给它吸出肿瘤里的积水。那些糖尿病人，不也要隔两天给自己打一针吗？请求医生给自己的宠物实施安乐死的人总是说，这样做是为了让自己的爱犬少受些苦。有这样想法的人真应该到宠物医院去看一看，有多少人想让自己的爱犬“安乐死”，不过是因为嫌它老了，到处撒尿，有时候，甚至只是为了自己能轻轻松松去度假。

“来，放心，我们一定能找到办法。”我对布利说。

布利一瘸一拐地跑了过来。它肚皮下面的瘤子变得更大了。但是，不全是因为这个。它的右后腿肿得像一条象腿。昨天还不是这样。布利一脸痛苦地望着我。短短几个月的时间，它脸上的毛都变白了。我很难确定，这次出门会不会是我和它的最后一次旅行。我拿了一个床单和一条被子，万一发生意外，可以用它们来包裹布利的尸体。吉米尼开车，我和布利坐在副驾驶座上。布利蹲在我的脚前，两条前腿和前胸趴在我的大腿上，这样，它肚皮上的肿瘤就可以悬在空中，不会压迫到身体。我让吉米尼在阿尔迪超市停下，下车去买来一磅红烧牛肉。在路上，有机的红烧牛肉肯定是买不到的。可眼下，我才不管那些牛到底受过什么虐待呢，重要的是，我的狗现在要吃红烧肉。布利只吃了一半，就停下了。这种情况，还是第一次。

虽然我们事先已在动物医院挂了号，但却不得不坐在候诊室里等。来了一个急诊，一条圣伯纳犬得了胃扭转。候诊室同时也是走廊。一位助理医生手里拎着一只塑料桶，从我面前匆匆走过，身上的手术服还没来得及系好。看样子，情况很严重。等了很久，圣伯纳犬的病情终于稳定了，兰茨格医生把我们请进了治疗室。他用手在布利的腹股沟摸了摸，说：“不用再化验了，它的淋巴结肿得很厉害。”

他盯着我的脸，不等他开口，我已经知道，他要对我说什么。果不其然。

“好吧，”我说，“我们姑且假设，我并不是个理性的人。请您告诉我，从理论上讲，还有什么办法？”

“我们可以给它埋个导流管，也许这样能让它的腿消肿。”

“这能有多大用？我是说，布利还能活几天？五天，还是三天？”

“应该没问题，说不定能撑十天呢。关键取决于腿的消肿情况。但是三天之后，必须把导流管取出来，否则，一旦细菌进入腹腔，就会……”

这时，助理医生走了进来。又来了一个急诊，是一条被车撞伤的狗。兰茨格医生只好向我们道歉。吉米尼和我，还有布利，又回到候诊室里等。布利一直站着，因为肚子上的瘤子太大，它没办法坐。它把身子倚在我的大腿上，嘴里呼哧呼哧地喘着气。我知道，即使它的腿消了肿，也一样没有用。我轻轻抚摸着它后背上一块鸭子形状的斑纹，吉米尼盯着我，一言不发。我突然想到，去年整整一年，我几乎没有时间陪布利玩。先是搬家，然后，我又在应付各种职责之外，接了份旅游专栏的活儿。现在，我的狗就要死了，而我呢，也快被超负荷的工作压垮了，整个人的神经，几乎到了崩溃的边缘。

“你别多想了，布利一直有装修工人陪它玩。”吉米尼说。

她说得对，谢天谢地，布利确实跟那些装修工人混得很熟，尤其是当他们蹲在地上干活时，布利总是兴奋地在他们身上蹿上蹿下。看样子，去年折腾了大半年的装修，并不全是坏事。我喜欢的助理医生帕尔顿小姐，刚好从走廊另一端经过，臂弯里小心翼翼地托着一只胖得出奇的猫。布利试探着，想在我身边蹲下，但很快又站了起来。一小时后，兰茨格医生从手术室走了出来，再次把我们带进治疗室。我干咳了几声，清了清嗓子。

“我想，今天我们还是给布利实施安乐死吧。”

三 亲缘关系

如今，我们往往忽略了自己原本也是动物中的一员，并对后者负有义务。这样做让我们感觉很轻松，它既符合政治的需要，也颇受人们的欢迎。另外，它也是错误的。

（乔纳森·萨佛兰·福尔[①]《吃动物》）

我为什么不以我的兄弟为食——其全部原因，不过是由于亲缘关系。知耻，是人之必需。

（O. W. 费舍尔[②]）

---

① Jonathan Safran Foer，美国新生代作家，耶鲁大学客座教授。

② Otto Wilhelm Fischer，1915—2004，奥地利著名电影演员。

几年前，一家报纸请我按照自己的愿望构思一个乌托邦世界，并为此写一篇文章。我利用这个机会，写了一篇抨击大规模工业化养殖的意气风发的檄文。一开始，责任编辑对文章似乎很满意。但是，在跟主编商量之后，他请我做几处小小的修改，比如说，把“人类总是喜欢杀婴啖肉”改成“人类总是喜欢吃动物的幼雏”。

“事情本来就是这么回事，”我冲着电话听筒嚷道，“小牛排、乳猪、童子鸡，这些不是婴儿是什么？如果改成幼雏，对读者来说，就不会带来任何冲击力了。”接着，我又举了伯恩哈德·格尔齐梅克①的例子。他在描述动物进食行为时，从来都是用“吃”，而不用“噬食”之类带有贬义色彩的词②。但是，固执己见的编辑并不为之所动。由于无法达成统一意见，我们不得不中断谈话。之后几个星期，报社采取了一种太极拳式的战术，来应付我的电话询问。这种战术以前我只遇到过两次：一次是在尼日利亚使馆申请签证的时候，另一次是在向欠我 1 万欧元的前男友要债的时候。如果是编辑部的秘书接到我的电话，她会说“编辑不在”，如果编辑不小心亲自接起了电话，便会语气急促地说，他马上要去开会，“哎，抱歉，我必须……马上……”，然后，电话“砰”地挂了。终于有一天，我下定决心，与其眼睁睁地看着自己的文章被毙，还不如睁一眼闭一眼，容忍别人对它加

① Bernhard Grzimek，德国动物保护主义代表人物。

② 德语描述“吃”的动作有两个不同的词：essen 和 fressen，前者指人，后者专指动物。

以粉饰或篡改。当秘书又一次接起电话时，我说："我是尤迪特 · 海尔曼[①]。"电话瞬间被转接了。一听到编辑的声音，我便直截了当地说，不管他现在有多么急的事情要办，请他务必等两分钟，耐心听我把话说完。我告诉他，我决定放弃自己身为作家的低俗的自尊心，从现在起采取合作的态度，并真诚地请求他，尽快让我的文章见报。

"哦，那好吧。"编辑一边答应，一边解释说，最近还有另外三位编辑看了我的文章，并分别——当然是在没有相互沟通的前提下——对某些表述提出了意见，其中，自然也包括那条关于"杀婴"的比喻。为了解决这些语言表述上的问题，同时也为了保证我的重要而颇有分量的观点不被曲解，也许还需要多一些时间，所以，有可能会赶不上这一期发稿。接下来的一期，稿件都已经排满了，再下一期的情况也是一样。但是，9 月份发稿还是有可能的，或者最迟 10 月。

不用我说你也猜得出，稿子当然没有发。我实在搞不懂，这样一份颇有声誉、崇尚自由的跨地区报纸，怎么会这样做？况且，据我所知，它的发行并不是依靠屠宰业联合会的广告费维持的。难道说，强调动物的后代不是"婴儿"而是"幼雏"，就那么重要吗？为什么一定要在修辞上把人与动物的界限搞得黑白分明？虽然在日常应用中，我们对这些不同的用词早已习以为常，但是从自然科学角度看，人与动物的行为又有什么分别呢？

当今，没有任何一位动物学家，敢于把人类与动物界彻底划

---

① Judith Hermann，德国著名女作家。

分开，将前者视为一种与众不同的独特物种。人也是动物，无疑是一种聪明的动物，但它首先是一种动物。具体讲，是一种脊椎动物。看看我们背部的 X 光片就知道，你眼里看到的，都是一块块脊椎骨。这是人类作为脊椎动物的一个重要标志。准确地讲，是一种哺乳动物。撩起你的上衣，看看自己胸前的两点就知道。更准确地讲，“在动物学体系里，人类属于哺乳纲灵长目动物”。百科全书是这样写的。是的，我们是猴子，灵长目当中的简鼻亚目[①]。如果不是猴子，我们还能是什么呢？到动物园去，看看那些被关在笼子里的人类表亲们，你会发现，我们的外貌是多么相像！

尽管这种血缘关系如此一目了然，尽管人类与猿类基因有 94% 的共同点已经成为一种常识，但是，我们仍然不愿把这些浑身是毛的家伙认作是自己的亲戚，那些长满鳞片、满身黏液的东西，当然更不在话下。有谁知道，其实，我们与老鼠的基因有 95% 的相似性，就连一种名叫秀丽隐杆线虫（Caenorhabditis elegans）的蠕虫，身体里也隐藏着 74% 的人类基因。“古往今来，生活在地球上的所有有机生命体，都是由某种单一的原始形态传衍而来。”达尔文如是说。我们的祖先是猿猴，猿猴的祖先是小型啮齿目动物，啮齿目动物的祖先是与沼泽和水草为伴的两栖动物，两栖动物的祖先是海底火山岩浆中游动的单细胞生物。上帝——假若他真的存在的话——并没有为创造人类制定某个特别的工作流程，他只是按照制作脊椎动物的同一份图纸，顺手创造了我们。或许——至少我们相信——我们，只有我们，才是这位

① 又作类人猿亚目。

建筑大师最伟大的杰作，但是，我们和海象、猫头鹰还有树袋熊，终究都产自于上帝的同一个工具箱。躯干，四肢，翅膀，鱼鳍……所有变化无不源自同一个创意。人类上肢的基因排列，是马的前腿，鸟的翅膀，鱼的鳃鳍。创造不同的物种，并不需要不同的基因，就像创作一本新书，并不需要发明新的词汇一样。一切仅在于排列组合的变化，换成基因，也不过是开启或关闭一些功能的选项而已。

除了少数头脑固执、笃信圣经的极端分子之外，今天没有人再怀疑猿猴是人类祖先这一判断。换句话讲，我们都是猴子。但是，我们总是有意无意地忽略了这一点。假如说，人与动物之间有某种可以客观验证的根本性差异，一条无法逾越的深刻的鸿沟，那么，我们一定能够通过 DNA 分析找出这一区别。但是，实际研究结果却告诉我们：人和动物的 DNA 是一样的。所以，如果哪个病人从医院拿到的止痛药，和上周医生给我家爱犬开的止痛药一模一样的话，他大可不必感到吃惊。人们在解释动物试验的合理性时，最重要的一条理由是，我们可以对这些动物为所欲为，因为它们和人到底是有差异的。但是，如果老鼠、狗、猪、猴子这些我们拿来做试验的动物，不是和人拥有不计其数的重要共性的话，拿它们做试验又有什么用呢？往一只兔子的眼里抹上辣椒酱，它必然会和人的眼睛一样，变得又红又肿。

人类最基本的特性、需求、兴趣和烦恼 —— 新陈代谢，呼吸，性交，饥渴，痛苦，快乐，寒冷，恐惧，愤怒 —— 和许多动物是相同的。我们和所有动物一样，都具有一个最重要的特性：我们都是生物。很显然，我们只是许许多多生物当中的一种。然而，最简单、最平常的事实，却最容易被人遗忘。在我们的头脑中，仍然坚信一条古老的神话：我们是比动物更高级的生物，是动物加上未知数 X。由于在 DNA 中找不到这个未知数 X，于是，我们一直在苦苦寻找着某种人类独有的特性或能力，在进化过程中，人类因为拥有了它，才彻底脱离了动物界，成为一种与众不同的神奇生物，一个独一无二的物种。就好像动物性，是一层可以随着成长蜕去的蝉衣一样。

例如，直到 1950 年代，人们还普遍认为，工具的使用是人类超越动物的一个标志。但实际上，很多动物同样也会使用工具，比如，海獭会把石块放在肚子上，然后把贝壳在上面砸开。于是，人们又以为，只有人类才拥有认知能力，能够按照自己的需要改变某个事物。但是，黑猩猩只凭一举便足以推翻这种观点：它会折断树枝，伸到蚁穴里“钓”蚂蚁吃。另一派观点认为：动物不懂得艺术！但是，如果你见过园丁鸟，见过它们如何在建完鸟窝之后用羽毛装饰它，就会对这一问题另眼相看。园丁鸟在搭好窝之后，会把一根蓝色羽毛插在门边，然后跃后几步，歪着头仔细端详，然后再蹦过去，把羽毛换一个边，再退后观察，如此反复，直到对美学效果感到满意为止。那么，退一万步讲，人类的语言能力总应当是独一无二的吧？与人类语言相比，动物的哼叫声、啼鸣声、齿嚼声，显然都太过原始。但是，我们已经知道，人类语言能力和鸟类鸣叫功能都是由一种名叫 FOX2 的基因决定的。鹦鹉可以把人类语言模仿得惟妙惟肖，黑猩猩拥有自己独特的手势语言，不久前人们还发现，猫鼬——一种小型猫科动物——在向同伴发出警示时，有一种固定的语句结构，其中甚至还包括一个描述情况危急程度的形容词。童话中的故事，往往与现实无异。每当科学界自以为找到了某个证明人类独特性的证据，然后就会发现，这种能力在动物界早已不是什么新鲜事。倭黑猩猩——黑猩猩中的一种——甚至还懂得舌吻。人们目前搜集到的所有关于动物认知、感知能力和艺术感受力的数据，只能证明一点，这就是，人与动物并无任何本质上的不同，充其量不过是量的差异。确确实实，没有任何动物会像人类一样制作蛋黄酱，但这并不足以证明人类是与动物不同的物种。加工食物，或者说改变食物形态的能力，就连狗都具备。它会把肉骨头埋到土里，让它经过腐烂，变得更好吃。当然，制作蛋黄酱比埋根肉骨头的工艺复杂得多，其终端产品的味道也相差甚远，但是，无论是厨师，还是从往土里埋骨头的狗，他们都有同一个共性：改变食物的形态以达到享用的目的。

况且，即使有一天我们真的发现人类具备某项其他动物所不具备的能力，我们莫非便能从此与动物界一刀两断？难道凭这一点便可以证明，我们是另一种生物，而不是具备这种特殊能力的动物？归根结底，一切根源只在于：判定自身归属、关联与义务的，是人类自己，而判定一切的标准，全凭其自身的喜好。

让我们做一个假设：一家人正准备搞一场盛大聚会，比如说外甥赛巴斯蒂安的成年仪式。按道理讲，每位家庭成员都应当在邀请之列。但是，到底应当请谁和不请谁来呢？例如，舅妈艾米该不该请呢？她这人怪兮兮的，吃饭的时候还总爱吧唧嘴。其实想想看，她本来是外人，不过是因为结婚才嫁过来的。不管怎么说，总算不上是至亲。况且，她还是二婚，而且赫尔伯特舅舅早已经去世了。总而言之，没有人真心希望在聚会上见到这位孤苦伶仃的老寡妇，直到准备接受成年礼的外甥突然想到，去年在表哥马尔文的成年仪式上，艾米舅妈还掏了500欧元的份子钱呢！于是，大家兴高采烈地决定，抛开亲戚关系的远近亲疏，以家庭和睦为重。艾米舅妈，她当然是我们亲爱的舅妈！

亲戚概念的覆盖面到底有多大，往往并不取决于血缘关系的亲疏远近，而是取决于他们能为我们带来哪些好处。所以，有谁愿意和巨蜥、树袋熊攀亲呢？就因为它们的生物特征和我们比较接近？

但是，承认自己有这样一位四脚走路或者爱打呼噜的亲戚，难道真的那么可怕吗？它们不过是气味有点古怪，身上长着毛或者鳞片而已。相比之下，把自己归属于一个为了自我美化而穷其智慧的物种，不是更让人丢脸吗？

然而，这一切并不能完全归咎于人类的虚荣心。很多时候，真正起决定作用的，是那些实实在在的利益。只要是我们的亲人，是我们的同类，便可以与我们同舟共济，彼此相扶，可以分享我们的爱，最起码，他一定可以得到出席我们成年礼的邀请。这是古老的“我族和他族”划分法：“我族”为友，“他族”即敌，或远之，或仇之，或诛之。一个人被排斥在某个族群之外，未必是因为他来自于异族，而有可能只是因为他的不同性别，不同肤色，不同信仰，或不同观点。强调动物是与人类有别、智力低下的另一物种，其结果不仅否认了猪牛鸡羊和我们一样，也是一群拥有独特个性的个体，并且在很多方面拥有和我们类似的需求，同时还意味着，我们可以顺理成章地视之为没有灵魂、没有意识的控制和消费对象，从而对其任意宰割。此外，这样还可以造成一种印象：从某种意义上讲，所有动物（非人类）都是相同的，都属于同一类别，无论是威宁格蜗牛还是西伯利亚虎。

让我们来做个游戏，就像在儿童节目《芝麻街》里那样：我们挑选四种生物，把它们摆在一起，比如说，一只黑猩猩，一只狒狒，一个人和一只僧帽水母。这四种生物当中，哪一种生物与其他三种完全不同呢？这时，你会怎么回答？眼前的四种生物里，有三种长着胳膊、腿，还有一张口眼耳鼻眉五官俱全的脸，剩下的一种生物却只有一个半圆形的透明伞盖和一些软塌塌的垂须。再想想看，哪一种和其他三种完全不同呢？通常的答案是：人。原因很简单：猩猩、狒狒和水母都是动物，人呢……到底是人，对不对？你难道确信，这个答案是正确的吗？

你真的相信，猩猩和水母之间的共性比人和动物之间的共同点更多吗？这答案的荒唐程度，就像是一只僧帽水母认为，只有僧帽水母才是动物界最高级的生物，而狮鬃水母①、灵长类动物、蝾螈和犀牛，统统都属于低级动物。但是，假如僧帽水母和人一样会说话，会思考，有能力对事物做出判断，它完全有可能这样想。

人类自视为特殊物种的一条重要理由，在于人类所拥有的高智商。这种想法不无道理。的确，我们有能力计算空间的体积，

---

① lions mane，世界上体型最大的水母。

有能力破解数独[1]，有能力对自身行为做出反思，从这一点看，我们的确与其他动物完全不同。但是，一只蚂蚁，一只鳄鱼，一只松鼠，也都有自己独特的能力，它们同样也是与众不同的生物。人类，或者说智人[2]，是一种拥有异常发达和复杂大脑的动物。这一点是毋庸置疑的。问题只在于，人类的独特性是否能为我们提供充分理由，使我们自视为万物之王，因此理应享有比其他动物更多的权力，还是说，正因为我们独具反思能力，因此应当承担比其他动物更多的责任（比如，用我们的发达大脑想一想，我们究竟对其他动物做了些什么）。我们选择的答案是第一种：更多的权力。这并不是智慧，而是狡黠。我们的理由是：像人类这样有智慧的生物是不能虐待和残杀的，相反，那些智力低下的生物（=所有其他生物）则另当别论。当然，随随便便地残杀是不允许的，因为还有《动物保护法》，但是，如果是为了食用或为研制药物，一切便顺理成章。这又究竟为何？要感知恐惧、痛苦和绝望，并不需要特殊的认知能力。当面对死亡时，一位诺贝尔物理学（量子力学）奖获得者与一个头脑简单的所谓低级生物，哪一个更痛苦，是一个很大的疑问。当一头猪意识到自己就要被屠刀宰杀时，它一定会绝望地嘶叫哀号；当一位诺贝尔奖得主遇到同样情况，反应很可能与此无异。动物与人的物理特征，究竟是一种质的差异还是程度的不同，对此，人们迄今仍然莫衷一是。每次当我爱上不同男人时，也会对自己提出同样的问

---

① sudoku，一种游戏，类似中国的九宫格。

② homo sapiens，生物学分类中人类的共有名称。

题，并且至今没有找到一个满意的答案。

此外，直觉与理性之间的界限，也许同样不像人们想象得那样分明。当一个人正在碧蓝的大海中畅游，突然发现一条鲨鱼从右侧疾速扑来时，他究竟是一个人还是一头海豹，已经毫无分别。这时，从他脑海中闪过的，不再是任何思想，而是对死亡的极度恐惧。朵洛茜 · 弗兰克[1]在其作品《残杀人类》一书中，描写了齐奥塞斯库夫妇被处死前最后一刻的情景："当士兵把这位年迈的'领袖'和他妻子的手绑到背后，把两人拖到特尔戈维什泰兵营的后院，准备执行枪决时，埃莲娜 · 齐奥塞斯库的喉咙里突然发出一声苍老凄厉的惨叫，那声音令人联想到某种鼠类，在死亡恐惧下发出抗议，但心里却又清楚地意识到，自己的抗拒毫无意义。这叫声在空气中回荡着，令人不由得萌生出一种厌恶与同情交织的复杂情绪。"

无论人与动物的物理特征有多大差异，在面对死亡时，这些差异都将化为乌有。重要的是，我们必须认识到人与动物的相似性，我们必须懂得，人也是动物。毕竟，杀死一个异类比杀死一个同类，总是容易得多。

---

① Dorothee Frank，奥地利女作家、电台记者。

四 2月——继续有机

公正的上帝啊！人类舌尖的一分钟享受，要以动物多少小时的熬煎为代价！

（让·保罗）

计划目标：尽可能做到所有食品都在有机专营店采购。

时间已进入2月，天依然在下雪。雪积了数尺厚，但已渐渐开始融化。每隔半小时，就会有一大块积雪从屋檐重重地滑落。蟋蟀吉米尼坐在咖啡桌对面，正透过手里的望远镜，观察着屋外用来吸引珍稀鸟类的鸟窝。昨天，一只黄鹂鸟从空中一个俯冲，“砰”地撞到阳台门的玻璃上。我们眼睁睁地看着一缕细细的血丝，从它的喙子里淌落下来。

“我觉得，照你这样的吃法，有机不有机，根本就没区别。”吉米尼说完话，把身子转向我，用望远镜瞄准我面前的盘子，看着我从里面又拿起一块饼干。“你跟以前一样，还是整天胡吃海塞的。”

“没错，可这些东西比以前难吃多了，”我反唇相讥，“这种有机饼干吃到嘴里，和吃进一撮黄土差不多。”

“那你干嘛不少吃点儿？瞧你这模样，就跟吃不饱的饿狼一样。”

我提醒她，这种说法有歧视动物的嫌疑。

“我还以为，既然你开始在意自己吃的东西的来源和制作过程，自然也应当学会健康饮食，知道自己每天该吃些什么。”吉米尼语气里流露出失望。说着话，她又把望远镜转向窗户一边。“如果你多吃些蔬菜和水果，还可以少花点儿钱。可你呢，每天都要吃两大板巧克力，还总是买那些贵得出奇的方便食品。”

吉米尼和我，压根儿是两种人。对她来说，如果没有巧克力，那就索性不吃。可我呢，如果离开巧克力，我就不能工作，不能看书，不能看电视，整个人变得六神无主，完全无法集中精神。

“这个问题，你根本理解不了。”我回答道。

“还有，你从来没有像现在这样，顿顿离不开肉。”吉米尼不依不饶地说。

“嗯，那是为了体验。我不是要写书吗？所以，我必须搞清楚，有机肉是不是真的更好吃。”

（实际上，对我来说，这是一种最后的疯狂。因为从3月份开始，我将连续六个月不能吃肉。）

“结果呢？”

“明显好吃多了，当然啦，关键还得看怎么做。”

“既然你现在已经搞清楚了，那就别再吃了。你知道生产1公斤牛肉，需要消耗多少水吗？”她自问自答说，大约要1.5万升，“如果每个人都和你一样，吃同样多的肉，那有机饲养场根本养不了那么多牛！因为找不到足够大的地方，让每头牛都能自由活动。”

笼式养鸡户一定也会用同样的理由，来为自己辩驳。他们会说，假如德国所有养鸡场都把鸡从狭窄拥挤的鸡笼里放出去，到田野里自由自在地撒欢，那么，德国东部靠近养鸡场的许多村庄大概都将被夷为平地。艾伯特·史怀哲[①]基金会为此做过计算：目前全德国养鸡场约有4000万只蛋鸡，如果每只鸡需要4平方米，总共需要160平方公里，也就是13公里见方的一块地，其面积不足德国耕地总面积的千分之一。所以说，让每只蛋鸡都有自己的活动空间，完全是可以做到的。但是，与蛋鸡相比，肉鸡的数量却多得多，另外，还有无数的猪、牛、羊、鸭子、火鸡等等。

“如果我没记错的话，你决定改变自己的饮食习惯，是出于对动物的同情？”吉米尼说，“你不觉得这里面有什么矛盾吗？”

又有一大团积雪从屋顶滑落下来，从窗户望出去，檐下已经堆起了一座白色的小山。

“这种有机猪正是因为最终被宰杀的命运，所以才能活。素食主义才是它们的真正末日。本特海姆斑猪之所以濒临绝种——只是打个比方啊——不是因为被吃掉太多，而是相反，是因为它

① Albert Schweitzer，德国神学家、音乐家、哲学家。

们太肥，长得太慢，价格太贵，所以没人愿意吃。眼看着这种可爱的猪就这样死掉，我也觉得很伤心，可有什么办法呢？难道说，它们本来就不应该生下来？”

“我想是的。”

几年前，我和吉米尼曾经有过一次类似的争吵。那时候，我还住在石荷州①。那一次的起因，是因为鸡。当时，我家里养了鸡，那是我饲养宠物的历史中，最对得起自己良心的一段经历。因为我家的两只黑母鸡——英格尔和林德，既没有被关在鸡圈里，也不需要人去伺候。我和它们之间，更像是一种松散的合租关系，只不过它俩从来不管打扫。每天夜里，为了躲避狐狸，它们躲进宽敞的木屋。天亮时，定时控制的百叶门会自动打开，把它们放出屋子。整个白天，它们总是东游西转，到草地上吃新鲜的草籽，啄虫子，晒太阳。尽管没有篱笆墙的阻挡，可到了晚上，它们仍然会乖乖地回家，钻到窝里睡觉。一天，当我看到林德目光躲闪地趴在窝里不肯出来，决意要孵蛋的时候，我决定想办法帮助它。因为我家没有公鸡，它的孵蛋计划最后必将以失败告终。于是，我找到邻居，要来了10只受精的鸡蛋，放到了林德身下。

“你简直疯了，”来我家做客的吉米尼，正好看到了这一幕，“这两只鸡拉的屎，已经把你整个院子都弄得脏兮兮，没有下脚的地方，你想没想过，如果再多10只鸡，会成什么样？”

“我只是想让林德开心。”我答道。

“要是孵出来的都是公鸡怎么办？公鸡在一起，整天都要打架。”

---

① Schleswig-Holstein，德国北部联邦州。

“那我就杀了它们吃肉。”

“你当真?”

“当然了,”我说,“如果现在不让林德孵蛋的话,对谁都没有好处。如果它发现自己的蛋孵不出小鸡,一定会伤心失望,那些小鸡呢,也就没机会生下来,作为一只鸡的幸福生活——刨土,啄米,捉虫——也就完全没机会享受了。所以说,我是要赋予它们生命,而不是要夺去它们的生命。它们至少有一年的时间可以活。既然是我给了它们生命,那么就算我有一天把它们杀死,也没什么不对的。”

“当然不对啦!”吉米尼说,“假如说你救了一个快淹死的人,难道你就有权一年后把他杀死吗?”

“一年,这比野生鸟类的平均寿命长多了,”我生气地嚷道,“你有没有注意过那些带着小鸭仔四处觅食的母鸭?每个星期,那些鸭仔都会减少一只。”

“我们的父母也不能把我们杀死,就因为他们生了我们,”吉米尼说,“即使他们给了我们一个幸福完美的童年,那也不行。”

她打赌说,到最后我肯定会留下所有公鸡,一只也不忍心杀死。她想得有道理。说实话,我更希望能够打破统计学的概率,不要有一只公鸡从蛋壳里钻出来。当然,这最多也只能使问题得到延缓,等到下一代母鸡长大了,哪怕它们当中只有三分之一想孵蛋,也足以让我烦恼不堪。那时候,我要么选择压制它们的天性,要么就得考虑买一只大号的冰柜。谢天谢地,林德并没有为我提供这一拷问良心的机会。由于它孵蛋时总是三心二意,所以到最后,只孵出了两只小鸡。

其中一只就是皮普西。眼下，它正趴在豚鼠笼里，歪着头，聚精会神地观察着两只正在睡觉的猫。皮普西对囚笼生活似乎很习惯，在寒冷的鸡圈里被冻得苍白的鸡冠，又变得红润了。而且，它又开始下蛋了。由于担心它在走廊太寂寞，我把鸡笼搬进了客厅。从此，我家的客厅里便多了一股宠物店的味道。

"我想是的。"吉米尼刚才说。这句话让我大为光火。

"'我想是的'？这话是什么意思？你真以为一只动物没有机会出世，比有一天被人杀死更值得称赞吗？"

"是的，如果活着没有自由，还不如不生下来。"吉米尼叉起胳膊说。

"这完全是谬论！"我大声嚷道，"你这种以为自由生活的动物更幸福的想法，简直荒唐透顶。那些动物，它们根本活不了那么老，哪有机会去体会幸福？你知道吗，每8头麋鹿当中，有7头活不到一岁。你必须放弃这种错误的幻想，别以为对动物来说，只有自由的野外生活才更符合道德。其实，那里只有血淋淋的暴力，只有弱肉强食。即使食肉动物也一样，它们的幼仔要么被其他动物吃掉，要么饿死，要么不知因为什么原因而夭折。老虎幼仔当中有一半，活不过三个月。"

"这就是自然法则。"吉米尼说。

"哼，自然法则，"我气急败坏地喊，"就是说，所有这一切都是天经地义：小老虎饿死是正常的，被撕成碎块也是正常的，鰕虎鱼被海葵活生生吞掉是正常的，我的布利得了癌症也是正常的，这就是你的自然法则！"

"什么叫蝦虎鱼？"

"是一种鱼！要说最可怜的，其实就是鱼。鳕鱼卵的成活率，只有千分之一。所谓自然法则，就是泛滥无度地制造生命，然后在它们降生后的短短几天里，以某种残暴的方式，一个个杀死。只有虐待狂，才会欣赏这样的法则。"

"那好，你说得对，那你就安安心心地继续吃你的铁盘烤鸡吧。"吉米尼讥讽地说。

"根本不是这样！大规模养殖最可怕、最令人绝望的地方，并不在于这些动物无法享受到野外生活的自由和幸福，而是因为它们的生活比野生动物更悲惨。对养殖场里的动物来说，的确是生不如死。"

吉米尼用怀疑的眼光望着我。

"从理论上讲，一种好的养殖方法，对动物来说，很可能是一份厚礼。"我继续说道，"一头生活在有机农场里的牛，可以活两年，这并不是说，它被剥夺了30年自由生存的机会，而是——纯粹从统计学的角度看——被额外赐予了一年半的生命，而且，在理想情况下，它的生活中将没有寄生虫的袭扰，没有恐惧，没有饥饿，到了冬天，也许还有屋檐为它遮风挡雪。这可不是一件可有可无的事情！"

"你难道以为，动物活着的目的，就是为了尽可能少冒风险吗？你是不是觉得，它们一个个都梦想当公务员啊？"吉米尼说。

"为什么不呢？"我说，"比如说，家禽家畜比野生动物有更多时间玩耍。当然，前提是，饲养环境必须符合要求。它们有时间玩，就是因为它们活得不辛苦。"

“也许是因为活得太无聊，如果那个也能叫玩儿的话。你不觉得，你有点儿太美化有机养殖了吗？”

其实，我心里十分清楚，吉米尼的话是对的。毕竟，我每星期都要看两本关于这一问题的书。自从人们发现有机食品是一个有利可图的行业以来，对生态农业感兴趣的人，不再只是一些满怀雄心的理想主义者，而是多了很多一心只为赚钱的投机者。当然，仍然有一些小型家庭企业，还在严格按照欧盟有机认证规定的条款，经营自家的养殖场，比如说，只养二十来头牛，把它们赶到山坡上吃草，让一群母鸡跟公鸡一起在院子里撒欢。但是，真正的散养鸡蛋，只有在农家院里，在周末集市上，在少数专营有机食品的小商店里才能买到。一般情况下，有机母鸡同样也是规模化饲养的动物，它们只不过不像非生态养殖场里的姐妹们活得那样悲惨。人们在折扣超市买到的所谓有机鸡蛋，往往来自于平均饲养1.75万只鸡的工业化养鸡场。按规定，每个鸡圈平均可以养3000只鸡，当然，鸡圈都要有通往室外的出口。但是，当鸡的数量超过500只时，大部分鸡根本没有机会利用这些出口，因为它们没有胆量从拥挤不堪的鸡群里挤过去。很多有机养牛场的情形也与此相仿，把300头牛关进同一个牛圈的情况并不罕见。甚至有些养牛户，他们在一个牛圈里饲养供应传统市场的肉用牛，而在旁边另一个牛圈开个口子，饲养所谓有机牛。对消费者来说，辨别一块牛排的原料来源，由此变得难上加难。

当然，有机食品越来越受欢迎，越来越普及，以致在大型超市都能买得到，这原本是一件好事。而且我愿意相信，那些贴着有机标签的水果、蔬菜和粮食，一定是没有施过农药和化肥的天然品。但是，当人们把注意力集中在避免使用化学品的同时，却常常忽略了其他一些对农业种植同样重要的因素，例如区域性或动物保护。折扣超市的最高信条——顾名思义——便是尽可能以最低价格为消费者提供所需商品，因此，销售商在采购有机食品时，也必须想尽办法，找到最便宜的供应商，为此，他们不惜把足迹踏遍整个欧洲。

有机养猪户为了满足折扣销售商的“魔鬼条款”，必须压低价格，以免自己的产品落入无人问津的田地。所以，他们不得不尽可能模仿传统养殖业的套路，寻找更加合理、更加有效的生产方式。动物的舒适与健康，自然便被抛在了一边。如果按照规定，有机养猪场最多只能有50%的猪圈可以采用便于清理、但对猪来说却很不舒服的漏缝地面，那么，肯定会有50%猪圈铺的是这种地面。另外，如果在有机养鸡场，鸡圈通往露天设施的出口正好设在风口，所有鸡都不愿到外面去，免得受凉或被老鹰吃掉，那么露天设施自然就成了摆设，不用再花钱维护。所有这些，都是节省开支的好办法。德国生态养殖协会的任务，其实不过是想方设法，避免动物的需求对商业的利润最大化形成阻碍。牛真的必须要放牧，才能获得有机食品认证吗？是不是只要保证饲料是有机的，就可以呢？既然牛已被关进牛圈，是不是可以允许养牛户把牛都拴在一起呢？由于折扣销售商的逐利心理与动物的健康实在难以统一，为了让吉米尼满意，我决定今后尽可能只在柏林“有机公司”或者施特劳斯贝格①“一个世界”这样的有

① Strausberg，德国小镇地名，距柏林约10公里。

机专卖店，购买日常所需的有机食品。

施特劳斯贝格“一个世界”小店位于老城的一条石块铺成的购物街上，这里的停车费是每12分钟10欧分。每到夏天，它的门前总是堆着一大片蔬菜箱，还有一张用树根制成的桌子，远远看去，就像是森林之神的隐秘居所。所以，长时间以来，我总是对它敬而远之。现在这里和别处一样，门口除了雪就是冰。走到门前，往下迈一个台阶，门铃发出“丁零零”一串响声，在昏暗柔和的光线里，一个狭小不堪、堆满了商品的小店呈现在眼前，店里仅有的几扇小窗，也被原木制成的货架挡得严严实实。地上扔着一块湿抹布，我踩上去，用力蹭了蹭靴底上的雪。一位年轻男店员站在对面的木制柜台后面，正帮着顾客把橘子装进一只棕色纸袋，看到我，礼貌地点了点头。这里没有推车，反正货架间的地方这么窄，即使有车，也肯定推不进来，更别提转弯了。左首边的地上，放着三只柳条篮子，我拎起一只，挎在胳膊上，就像是小红帽要去外婆家串门。我把精心挑选的漂亮又健康的货品，一一放在篮子里：焦脆的鸡蛋煎饼，饱满滚圆的番茄，一大袋色拉菜，一袋做意大利面条用的酱汁，还有一瓶用糖腌渍的李子。这种无须迈出半步便可一切尽收眼底的购物环境对我来说，是一种巨大的心理解脱，一种被约束的幸福。迷你包装的小熊橡皮糖让我想起自己的童年。那时候，没有哪个孩子敢像现在这样，把一大袋一大袋的家庭装抱回家。标价2.99欧元的糖渍李子让我倒吸了口凉气，但是紧接着，我便想起了去年秋天在勃兰登堡路边看到过的硕果累累的李子树。当时，我脑子里曾经闪过一个念头，要不要多摘些李子，找百十来个旧瓶子装起来，留着慢慢享用。但是，当我在“薄利”折扣超市看到0.89欧元一瓶的腌李子时，顿时感觉这种做法太不划算。后来，我一次次从那些李子树下经过，满怀忧伤地看着那些紫红色的果子一点点萎缩、腐烂，直到整条街都飘满了发酵和烈性酒的气味。如果一瓶李子卖到2.99欧元，情况自然就不同了。对下一个收获季节的渴望和发现秘密宝藏的快乐，让我的情绪一下子高涨起来。我又拿了瓶番茄酱，这里居然还有咖喱番茄酱，这让我颇感意外。角落里，堆着整箱的矿泉水。难道矿泉水也有有机或非有机之分吗？我决定待会儿就这一问题请教一下店员。我又往篮子里扔了一些饼干、酸奶、板状巧克力、半成品的柠檬蛋糕、肉馅和一包椰汁酸奶味杏仁。不过走了20多米路，我便顺利完成采购任务，来到收款台。现在，我终于可以提出我的问题了。在我身后，站着另外两位手拎柳条篮、与我年龄相仿的女顾客，其中一位穿着胶皮雨靴。

“哦，是这样，”年轻男店员回答道，“比如说这种圣列奥哈德牌矿泉水，它是从很深很深的地底下提取的，所以水质特别纯净，不会有任何污染。”

“我听说，人们对从那么深的地方取水到底好不好，有很大争议，”穿着胶皮雨靴的女人插嘴道，“那里的水压特别强。咱们平时在家里用自来水，也有同样的问题。自来水从很细的水管里流出来，带着很大的压力，水分子都被挤压在一起，得不到释放。所以，最好先把自来水灌到水瓶里，放一段时间，等水分子充分释放以后再用。”

我张着嘴，一时听愣了神。过了好大一会儿，才醒过神来。

“还有，所有的海鱼，不是都在海里游来游去吗？”我问，“那又有什么有机不有机的问题呢？是不是不管在哪儿买，都无所谓呢？”

男店员耸了耸肩：“嗯，假如不是养殖鱼的话……”

“不过，最好还是少吃海鱼。”我身后的聪明女顾客又插话道。这一次插嘴的，是另一位女士，“我刚刚去做了头发检测，重金属含量超标。这个地区卖的鳕鱼，都是波罗的海出产的，紧挨着港口。”

“而且，他们捕鱼的方式都很残忍，”穿胶皮靴的女士说，“海洋早已经捕捞过度，再过30年，就被捞空了。鱼被打上来之后，几个小时被困在网里，不能动弹。每公斤鱼都有另外3公斤鱼作陪葬，然后人们就把那些死鱼，随随便便地扔回海里。”

在收银员把商品价格一一录入收款机的同时，关于压缩水和受虐鱼的讨论仍在热烈持续着。没有人怪我多嘴多舌，耽误了她们的时间。我真想到阿尔迪超市的收款台试一试，看看结果会怎么样。

可惜，由于一时分神，关于为什么要释放自来水压力的一段解释，我没有完全听清。但是没关系，既然这家店的气氛这么友好，这么体贴，这么适合社交，我一定会经常光顾的。收银员把柳条篮里的商品一件件装进纸袋，告诉我，总共是36.89欧元。我想，我脸上的表情一定是太雷人了，以至于他一句没有多问，便把一包冻肉馅从纸袋里拿了出来。

“这包肉馅的价钱是7.99欧元，它是有德米特认证的。要不，我把它拿掉？”

现在我终于明白，为什么在我的书中，“德米特”被称为有机标准中的"奔驰牌"了。但是，这个比喻并不完全妥当，因为据我所知，人们在生产奔驰汽车时，并不用考虑月亮周期变化和其他宇宙规律，但是在以人智学①为指导的德米特有机农业中，这些却是不可忽视的重要因素。而且，"德米特牛"不会被锯掉角，可以随时呼吸到新鲜空气，可以由着性子在草地上吃草。这样生产出的一包肉馅，它的价格是"有机公司"的两倍，是考夫兰折扣超市有机柜台的三倍，与常规产品的价格差就更不用提了。也许，要让农户保证做到爱护和善待自己的牲畜，以便生产出健康优质的牛肉，真的需要投入这么大的代价。

在历史上，直到四五十年前，饲养动物一直是一件昂贵的事情。当年，罗马人之所以对"面包和竞技"感到心满意足，而没有得寸进尺地提出"肉和竞技"的要求，并不是因为他们都是素食者，而是因为没有人能够满足他们的愿望，"让每个人都吃上肉"。肉类生产是低效率的，平均每 6 至 26 卡路里的植物热量，才能换来 1 卡路里热量的牛肉、鸡肉或猪肉。也就是说，吃肉所消耗的食物数量，可以养活 6 至 26 倍的饥不择食的人。直到 1950 年代，很多营养学家还坚信，肉类食品永远不可能成为大规模生产的廉价产品。直到有一天，当人类的残忍和为所欲为达到一个空前的高度，肉制品在西方工业国才终于成为所有阶层都消费得起的日常食品。其代价是：鸡牛猪羊的养殖密度越来越逼近极限，许多进口饲料原本是那些国家穷人们的口粮，养殖业的培

① Anthroposophy，由鲁道夫·斯坦纳创立的一门精神科学，主旨是用科学方法研究人的智慧、人类以及宇宙万物之间的关系。

育成果已不再是具有繁殖能力的健康动物，而是一些长着翅膀的畸形怪物。

“哎，怎么样，要不要我把肉馅拿出来啊？”

我勇敢地摇了摇头。

什么价钱才算贵呢？上星期，我连眼睛都没眨一下，就花600欧元买了一台高清等离子电视。每次买运动鞋时，我也只注意鞋的品牌，而从不问价钱。但是吃的东西，是我的身体赖以存在的基础，我的血液，我的肌肉，我的创造力，我的健康——一切都依赖于它，在如此重大的问题上，我有什么道理考虑节俭，能省就省呢？可是，我仍然觉得有什么地方不对头。下次买肉馅时，我还得去“有机公司”，我相信，他们那儿的牛完全有可能也是自由放养的。

令我意外的是，来自地下深层的矿泉水果然味道甘洌，虽然我还没来得及把它倒进水罐，让水分子得到充分的释放。吉米尼也觉得这种水很好喝，虽然我们俩都说不清，它和其他水到底有什么区别。

“味道好像更柔和，更有活力。”吉米尼说。

咖喱番茄酱是一个失败的选择。其实，当我把装着番茄酱的小瓶放进柳条篮时，就有某种预感。有机商店卖的塑料瓶包装的咖喱番茄酱，怎么可能好吃呢？！有机生产商总是把食品的新鲜、天然和原味作为信条，而这恰恰与咖喱番茄酱应有的味道背道而驰。上乘的咖喱番茄酱应当是一种黏稠的糊状物，样子就像是将凝未凝的血，往往只有在街边的小吃摊，才能吃得到。在那里，这些酱被装在10升装的没有盖子的大桶里，紧靠着炸薯条的油锅。当油锅沸腾时，不时有滚热的油滴从锅里飞溅而出，落到旁边装番茄酱的大桶里，把咖喱的挑战极限的原始辣味变得醇美无比。让全世界的美食家统统见鬼去吧！可以说，咖喱番茄酱是正宗德国人在饮食方面的一种特殊癖好，这种癖好与文化背景有关，就像冰岛人爱吃臭鲨鱼，中国人喜食燕窝形态的鸟类唾液一样。目前我只吃过一种品牌的咖喱番茄酱，和小吃摊上的番茄酱比较接近，这就是汉堡“赫拉”牌的1公斤塑料瓶装“超辣咖喱番茄酱”。

吉米尼提议去骑马，可我却兴趣不大，因为我依然总觉得累，而且，我的马还没有被完全驯服。它总是时不时地要性子，路边白雪皑皑的田野对它更是一种诱惑，让它忍不住要奔过去扬蹄撒欢。雪，到处都是雪。可墨西哥的天气，也没好到哪里去。连续48小时大雨倾盆，30人在洪水中丧生。平常，墨西哥雨季都是5月份才开始的。相比之下，还是冰天雪地更好些。我骑的骡子叫本佐，吉米尼骑着一匹名叫托里诺的白马，走在前面，以便给我胯下任性的坐骑做一个榜样。我们没能走出太远。天太冷，积雪的表层结成了一层薄薄的冰。托里诺的身子突然一歪，两只左蹄斜斜滑了出去，眨眼间摔倒在地，四足朝天。吉米尼在最后一刻及时翻身跃下。

“太厉害了！”我说，“你俩都可以上《糗事乐翻天》[①]去表演

① *Pleiten*，*Pech und Pannen*，德国电视一台经典搞笑节目。

了。”说完话，我也翻身下了马。虽然人马都毫发未损，但我们还是决定步行回家。

吉米尼烦透了这漫天大雪的鬼天气，一气之下回了柏林。我开车进城，准备找个电影看。假如我独自一人待在家里，我就会格外地怀念布利。电影院正在上演一部介绍香奈儿生平的电影。可是除了我，再没有一位观众，而电影至少要有两位观众才能放映。于是，我决定掏钱再买一张票，为自己包个专场。按照当初的计划，当我出门在外时，可以破例食用常规食品，当然，肉食除外。于是，我买了一包 M& M 巧克力豆和一瓶健怡可乐。哇，终于又喝到美味的冰镇可乐了！我敢说，这可乐用的肯定不是那种来自深层地底的超软、超有活力的矿泉水。我美滋滋地钻进影院，在银幕正前方找了个椅子坐下。身子刚刚坐稳，我脑子里突然一闪，想起一件事：我不喝可乐的原因，并不是因为它的配料不是有机的，而主要是因为，可口可乐在哥伦比亚的公司涉嫌谋杀那里的工会领袖。即使在有机饮食阶段结束以后，我也不能再喝可乐。这辈子，一口都不再喝。我怎么会没想到呢？这种事，怎么可以忘记呢？在超市购物时，我可从来没有一次因为疏忽，把没有有机认证标签的商品买回家。这是不是说明，一个人遵守有外在约束的规则比坚守以信念为支撑的规则更容易呢？反正，现在说什么都为时已晚，就算我把杯里的可乐倒掉，又有何用？再说，可口可乐公司赞助这个，支持那个，这说明，它的行为方式早已为公众所认可。一瞬间，我的烦恼便烟消云散，眼下我可以踏踏实实地看电影，美美地享受杯中的可乐了。汉娜·阿伦特是怎么说的来着？“最大的罪犯是那些拒绝思想的人。”

两个月的有机饮食期眼看就要结束了。这段时间，我看过很多论述这方面问题的文章和书籍。说实话，我并不觉得有机农业有多么尽善尽美。在我看来，把牛赶到草坡上散步、吃草，实在算不上什么可圈可点的发明，而只是一种最低限度的要求。对每一个拥有正常感情的人来说，让动物能够呼吸到新鲜空气，偶尔见一见阳光，而不是一切都从赚钱的角度去考虑，是一件不言而喻的事情。如果我饲养一只动物，目的是为了有一天把它杀掉，那么我必须要为它承担义务。我要给它提供一个良好的生活环境，一些同伴，一片池塘，一片沙地，还有花样变换的可口食物。而且，我还要给它足够长的寿命，比野生同类更长的生命。一切都再明白不过，一只在传统养殖场活了5个星期便被宰杀的鸡，当然比一只在有栖木、有绿地的鸡圈里活了3个月的鸡，命运更可怜。可是，3个月又算得上什么呢？这样一只鸡甚至连一年四季都没有完整地经历过。对一个还没有真正体验过生命的生命，人又如何能痛下杀手？况且，当我把它杀掉时，还必须保证它的死亡既无恐惧，也无痛苦。

但是，即使有机养殖业能够为动物提供最好的养殖环境、最短的运输距离和最人道的杀戮，在我看来，这件事仍然存在着某种逻辑上的悖论。假如虐待动物是错误的，那么，杀戮的合理性又由何而来？杀戮和虐待相比，显然更残酷。在大规模机械化养殖里，人们的行为方式是合乎逻辑的。假如在一个人眼里，一群猪不过是一道生产肉排的流水线，动物的需求对他来说根本就一钱不值，那么把它们关进笼子，整天不见天日，又算得上什么？但是，假如一家养殖场声称自己的养殖方法有利于物种保护，但目标却是为了有一天把动物杀掉，那么其中的矛盾是显而易见的。就像是一个人，他尊重动物对活动空间和新鲜空气的需求，给它们提供足够大的窝、营养丰富的饲料和便利的社交机会，甚至还扔给它们一个球，让它们到户外玩耍，但是，他却对动物的最基本需求——生存需求——漠不关心。难道说，把一只动物关进狭窄的笼子是残忍的，而把它杀掉却是正当的？反过来讲，如果一个人对动物的最根本利益——生存的权利——毫不在意，那么他对它们的次要利益又有什么义务去关心呢？假如杀死动物不是犯罪，那么把它们关进笼子，割掉它们的尾巴或砍掉它们的角，把它们拉到实验室，拔掉一排牙齿，再安上假牙，然后故意往假牙里注入细菌，直到细菌吞噬掉它们的半边软腭，又怎么能算得上犯罪呢？如果一头猪生来便是为了被杀掉，我们拿它来做试验，喂它几片药或几颗麻醉枪子，又有何妨？如果我可以接受它的死亡，那其他一切也自然没有什么不能接受的。

2 月最后一天，当我站到体重秤上时，着实吓了一跳：足足长了 4 公斤。好吧，看来有机食物也能使人发胖，只要能吃得起。

但是不管怎样，在进入素食阶段之前的最后一天，我无论如何要再吃一次烤鸡。有机烤鸡只有在柏林才能买得到。那里有一家专营“诺伊兰”[1]肉食的快餐店。从严格意义上讲，诺伊兰屠宰场出产的肉制品并非真正意义上的有机肉，因为诺伊兰农场里的牛，吃的不一定是生态饲料。但是农场对养殖条件的规定是德国动物保护协会和环保联盟（BUND）共同监督制定的，它比有机养殖场的规定更严格。猪、牛和鸡有更大的空间，有户外活动的时间，漏缝地面也是禁止的。

在开车去快餐店的路上，我的内心里一直有一个白衣天使和一个黑衣天使在进行搏斗。白衣天使不断地要我掉头，并提醒我，和动物的死亡相比，烤鸡带来的那点短暂快感实在是微不足道。

“别听这些装腔作势的瞎扯，”黑衣天使说，“咱们赶紧去吃香喷喷的烤鸡，反正你今天还可以吃呢。”

“你怎么能在成为素食者之前的最后一天，干这种事，”白衣天使说，“如果一个国家签署了人权宣言，它也不能在法律生效前最后一天，抓紧时间拼命地虐待囚犯吧？”

“烤鸡，烤鸡，烤鸡！”黑衣天使一个劲儿叫着，不管怎么说，她知道自己的理由眼下更有道理。

“好嘞！再上一个坡，咱们就到了！”

可是，当我们到的时候，诺伊兰快餐店已经关门了。午夜刚过，当我的有机服役期宣告结束后，我快步走进一家麦当劳快餐店，买了一个素食汉堡包。味道不坏。

---

① Neuland，一家由近200家中小农场组成的合作社，倡导生态养殖，其产品在连锁专营店销售。

五 同情或无情

同情只有一种，无论其对象是一个人，还是一只苍蝇。在两种情况下，感知同情的人都摆脱了自私心理，并借此使自身生命的道德满足获得延伸。

（列夫·托尔斯泰）

当我谈论痛苦时，其关键在于：它于我，是切身之痛，还是他人之痛。

（大卫·福斯特·华莱士①：《思考龙虾及其他》）

为什么我对工业化养殖的情况早就一清二楚，却仍然无法说

① David Foster Wallace，1962—2008，美国小说家。

服自己放弃肉食，而总是一而再再而三地购买吉米尼所说的“苦命的肉”呢？每一次，当我把铁盘烤鸡放进购物车时，我不仅要努力忘记，又有一只动物因为我的原因失去了生命，而且还得努力克制自己不去联想，这只动物在世时曾经受过怎样的折磨。再加上电视和杂志关于这些问题铺天盖地的报道，在这样的压力下“顶风作案”，该是一件多么困难的事啊！

说实话，我真的不知道为什么。我能做的，只有猜测。

首先，有可能是因为吃肉是一种日常行为，一种从小——在我还没有听说过大规模养殖业的可怕状况之前——便已养成的习惯。那时我还懵懵懂懂，根本不知道我吃下去的东西原来是一块动物的死尸。习惯是一个洗脑的过程，人们在不知不觉中逐渐被注入某种观念，与此同时失去了自主思考的能力。“我一直是这样做的，所以它是正确的。”——在人们看来，这一由直觉决定的理由是如此自然，就像鸭子习惯于水一样。其次，因为超市里的其他顾客也都在买肉，由此证明我的感觉是正确的：这是一件再正常不过的事情。第三，这只拿在手里的烤鸡既不会叫，也不会动。第四，大多数情况下，人在购物时的决策并不是由思想，而是由感觉决定的，它往往取决于上一次购买行为的结果是好还是坏。铁盘烤鸡＝美味晚餐，那好，这次还买它。这是一种由大脑生理学决定的行为。只有控制人类感情的大脑边缘系统，才能对决定人类行为的大脑系统产生直接影响。只有当涉及特别重大和复杂的问题时，主管理性思维的大脑皮层才会发挥作用。意识对人的大脑来说，是一件高耗能的苦差，因此，类似超市购物这样的事情，人们更习惯于随性而为。大规模养殖业的状况究竟要恶劣到何种程度，才能引起我的足够重视，让我感觉到不适，并愿意为此开启大脑的理性思考呢？假如鸡被关在狭窄的囚笼里(每平方米39公斤)，终日与自己的粪便为伍，脚爪溃烂，身体臃肿扭曲，沾满令人作呕的污秽，这些想象是否足够可怖？或者更极端一些，假如这些鸡每天增加6.5%体重，就像一个每天增加2公斤体重的10岁儿童一样，由于腿骨发育与肌肉发育无法同步，它们当中三分之一不满40天便已行动不便，而不得不被提前宰杀，这样的情形算不算可怕？ 对自身过失的种种反思，最终归结为一条结论：我的所作所为都是出于自私。

我们每天所做的那些残忍、卑鄙、肆无忌惮的事情，都是源自于人类与这个星球上所有其他物种共有的一种生物学特性——自私。我们总是希望把最好的东西据为己有，必要时，甚至不惜牺牲他人的利益。寄生虫在牛的肠胃里繁衍生长，从不担心因此损害牛的肌体。牛在山坡上大口大口地吃草，而毫不顾忌青草的感受。人类整日以饕餮为乐，炒作对冲基金，欺骗自己的伴侣。所有这一切，都是为了使个人能够从中获得好处。假如哪个物种不懂得如何利己，等待它的必将是被淘汰的命运。即使所谓“移情”(empathy)，即换位思考的能力，其本来的目的也是为了以计谋战胜或操纵他人。一个聪明的捕猎者知道把陷阱设在哪里，才能最有效地捕捉到猎物。一个聪明的孩子懂得利用父母的情绪，使自己的愿望得到满足。一个成功的骗婚者，不仅善于用甜言蜜语讨好女人，而且还擅长抓住对方的个性弱点，利用对方的负疚感、母性直觉或弱势心理，为自己的行为作铺垫。正所谓知己知彼，百战百胜。然而，有些时候，当我们设身处地，站在他人角度思考时，我们可能会突然萌生出一种恻隐之心。于是，移情转化为同情。例如，看到身边某个人哭得痛不欲生，我们难免会心生同情。如果一个好朋友被人欺骗，而我们却无力帮他，这时，我们唯一能做的事，就是分担他的痛苦，并且接受他对事物的看法。

“什么？你专门请假在家陪她，她却对你说谎？孩子明明生着病，她却自己跑出去玩，还把手机关掉？这简直太不像话了！”

在日常语言习惯中，我们为了图省事，常常混淆了“移情”与“同情”这两个不同的概念，似乎理解他人感受的能力与帮助他人减轻痛苦的愿望是一回事。即使是色情狂，当他设想自己施暴时受害人的反应时，同样也是具有移情能力的。相反，同情则体现出一种对他人境遇的关心，从进化论角度讲，这种行为是愚蠢的。因为我们有可能因为同情，而把个人利益抛在脑后。食肉动物或婚姻骗子对猎物的心理了如指掌，但它（他）们却没有能力感受同情。当我站在超市里，设想这只装在锡纸盘里的鸡，在活着的时候曾经受过多少罪——地狱般的环境下，被饲料迅速催肥的身体，宰杀时的恐惧和痛苦——的时候，我总是想办法欺骗自己，为自己的行为寻找理由。难道一只肉鸡的痛苦比我对烤鸡的欲望更重要？我能从中得到什么好处呢？于是，所以。

这样的思考毫无用处。作为生活在社会环境下的动物，假如无私行为不是因为从长远考虑可以为自己带来好处，那么，这些无谓的思考永远不可能带来任何结果。相互之间的帮助，可以使整个群体的生活变得更好。人——假如他愿意的话——是一种极端社会化的动物。如今，“人性”俨然已经成为同情、仁慈和无私行为的代名词。用一个表示同情心的概念为整个物种冠名——仿佛这种能力唯人类所独有，而自私残忍则与 homo sapiens（拉丁语：智人）无关——更多只是表达了一种愿望，而非现实。

另外，我们的同情心也并不是招之即来的，它仅仅针对某些有选择的对象和特定的环境才能生效。

我们很可能对某一个可怜虫满怀同情，却对另一个同样悲惨的家伙毫不在乎，认为后者的问题完全是他自己造成的。这并不是一种有预谋的深思熟虑的决定，而更多是一种下意识的反应，与外部因素甚少关联。这种反应一半是冲动，一半是愿望。如果愿意的话，我们可以为一部小说中的虚构人物动容，为之一掬同情之泪。如果不愿意的话，我们可以眼看着身边的某个生灵痛苦绝望地嘶喊，却无动于衷，甚至把它当作一种享受。中世纪时，曾经有一个城邦从邻邦买下死刑犯的处决权，拿来供本国老百姓享乐。在16世纪的巴黎，某些地方有一种习俗：在夏至这天，大家围着火堆坐成一圈，然后把一只装着满满一群猫的网子吊到火堆上方，慢慢放下。当那些猫被吓得吱吱乱叫时，人群中就会爆发出一片欢乐的笑声。即使在今天，同样也不乏类似的例子。我曾经见过一些外貌慈祥的老太太，她们把在自家花园捉住的无壳蜗牛扔到一堆，然后一脸享受地用厨房剪刀一只只拦腰剪断。我们人类究竟会在什么时候、为了什么原因、以怎样一种方式迈过同情的门槛，还需要进一步的科学研究才能解释。

1970年，人们曾经做过一个著名的实验：一群神学系的大学生要到一栋楼里去作报告，其中一半人的报告题目是，论乐善好施，另一半人的题目是，如何成为一个受人尊敬的神学家。在出发之前，组织者告诉其中三分之一学生，他们有足够多的时间，不用着急赶路；告诉另外三分之一学生，活动马上就要开始，必须抓紧时间；然后告诉最后三分之一学生，他们已经迟到了。每一位参加实验的学生，都会在半路遇到一个坐在街边号啕大哭、恳求路人帮助的男人。

在那些没有时间压力的学生当中，有 63% 的人向求助者伸出了援手。在有时间压力的学生中，有 45% 停下来帮忙。而在另外一群迟到的学生中，愿意帮忙的只有十分之一。从实验结果看，报告题目对学生的行为明显没有产生任何影响。令人吃惊的是，一个人的同情心竟然在很大程度上取决于他所拥有时间的多少，而他在此之前为准备报告，究竟花了多少时间去思考关于同情心的问题，却显然是无关紧要的。

除了充裕的时间之外，还有其他一些因素有可能对唤起人的同情心产生积极作用，例如空间、时间和人际方面的近距离关系。如果在一架失事飞机的遇难者当中，有某个人是我们认识的同乡，我们就会感觉格外伤心。如果那个人与我们身份相仿，和我们同属一个社会阶层，是我们认识和尊敬的人，甚至和我们有亲戚关系，这时，我们就会更加感同身受，尤其是，当他受难那一刻就发生我们面前时。大规模工业化养殖场里的动物，当然不会有这样的幸运。它们的苦难发生在砖墙和围栏后面，我们看不到的另一侧。或许我们曾经在报纸上读到过关于它们的消息，但这大概也是很久之前的事了。不管怎么样，这些事我们并没有亲眼看到过。再说，这些家伙的样子和我们也并不是很像。当它们出现在超市包装盒里时，甚至都不再像它们自己。况且，去超市采购的家庭主妇们，哪一个不是在争分夺秒地赶时间？

如果对方的需求与我们的利益发生冲突，同样也会对移情作用的产生形成阻碍。

有几年时间，我曾经是 ISN —— 德国西北部养猪户利益共同体（没错，它就叫利益共同体！）的会员。虽然我并没有养猪，但作为会员，我可以享受供暖用液化气的半价优惠。另外，我还会定期收到讲述该行业从业者各种喜怒哀乐的小册子。ISN 并不是一个令人讨厌的组织，当年它曾经组织养猪户，共同抗议屠宰场以低价收购猪肉。可是，当欧盟决定实行活体动物运输严格管理时，ISN 却在报纸上大放厥词。对养猪户来说，如果那些多愁善感的好事者要求在劁猪的时候，必须给猪实行麻醉，那可不是什么好事。麻醉是要花钱的。如果换位思考关系到成本问题，人的同情心便会大大下降。假如问一问养猪的农户，眼看着人们在不打麻药的情况下切开小猪的阴囊，把输精管割掉或用手扯断，他会不会感觉很痛苦，他十有八九会这样回答：

“除非你不小心割破了手。”

自私是一种很难克服的心理。即使对某样事物的好感，也无法成为移情或同情的保证，因为对方的需求，也有可能与我们的自身利益发生冲突。

成千上亿的孩子看过迪斯尼动画片《海底总动员》，他们为片中主角小丑鱼尼莫的命运感叹欷歔，当它被关在鱼缸时，他们为它痛苦，当它获得自由时，他们为它欢呼。也许人们会想，这部片子所传递的“兽道主义”信息大概可以教育孩子，让他们从此彻底放弃用鱼缸养鱼的念头吧。不，恰恰相反。这部片子播出后，市场上小丑鱼一下子变得供不应求。

“爸爸，爸爸，给我买一条嘛！”

“那它整天就得待在鱼缸里，多可怜啊。”

“呜，管它呢！”

孩子们还喜欢用笼子来养兔，那些笼子很容易让人联想起养鸡场的层式鸡笼。忘记现实的不堪是一件幸事，这样，人们便可以专心享受饲养宠物的快乐：没工夫理它的时候，把它关起来；高兴的时候就把它放出来，逗一逗，哄一哄。纳妾的想法大概与此同理。也许人真的可以做到，既喜欢一个人，但又不用花费太多心思去考虑他或她和我在一起是不是快乐。现在，公开纳妾的事已经没有了。但是，仍然有很多有文化的男人在书或文章里鼓吹，女人应当放弃辛苦的工作，专门照顾孩子和料理家务，声称这样做的女人，比那些有了家庭、却依然不肯放弃自己高收入和体面职业的女人更幸福。假如我有一个像港湾一样的家，家里有一个人，一心只想着如何满足我的愿望和欲望，而丝毫不考虑自己，这当然会让我感觉很爽。然而，如果因此便以为，有一个老婆整天待在家里，料理那些辛苦、麻烦又无聊的工作，让我感觉很开心，所以，她便应当同样觉得开心，这种想法是一个严重的逻辑错误。这和一个婴儿的思维世界没有分别，因为在婴儿眼里，他的利益和需求是唯一的，或至少应当是唯一的。而作为成年人，如果还想寻找这种感觉，只能去找心理治疗师，或者去妓院寻花问柳。在心理治疗师那里，我们可以花一个小时的时间滔滔不绝地诉说自己的苦恼，而不用问一句，对方自己过得如何。

而妓女们呢，她们不仅勇敢地满足着我们赤裸裸的需求，从不表达任何自己的愿望，而且还努力在我们面前装出一副快乐陶醉的样子。在这两种时候，我们只需花几十欧元，就可以摆脱正常情况下一个人在双向关系中必须承担的责任。当我们到一家好的餐馆吃饭时，我们同样也认为，自己既然掏了钱，餐馆里的服务生便理应让我们相信，他愿意把尽心尽力为顾客服务作为自己人生的唯一目标。这算不上什么，说到底，这不过是一场交易。只是我们不要忘记，即使最敬业的服务生，也是一个和我们一样有着种种心理需求的人。

一位否认外界现实的大师是笛卡儿。他认为，动物和人没有丝毫共同点。它们完全没有理智，笨得连话也不会讲。所以在他看来，动物不过是机器，它们痛苦的哀嚎并不比车轮发出的吱吱嘎嘎声音更刺耳。这位笛卡儿，实在是一位冷血动物。就连实验室的工作人员在做动物试验时，也会给自己戴上耳罩，以免因为听到动物痛苦的哀叫而心慈手软。尽管笛卡儿的思想贻害无穷，以至于到20世纪，生物学家还把动物描述为一种程序化的生存机器，一种纯粹受直觉支配的指令接收者。 但是今天，几乎再也没有一个人对动物感知痛苦的能力表示怀疑。因此，如果人们还想像过去一样利用它们，难免会有些麻烦。

美国伦理学家亚当·施理弗（Adam Shriver）建议，应当对工业化养殖场的牲畜进行基因改造，使它们感觉不到疼痛，从而避免不必要的痛苦。这种解决问题的思路体现出一种典型的传统男性思维。

如果一个19岁男人酒后驾车，在弯道上翻了车，或撞到了路边的树，他心里一定想，要是把弯道取直，把路边的树统统砍掉，自己就不会出事了。如果人类对待动物的方式为它带来痛苦，那么最好的办法是对动物的身体结构做一些改造。而人类自身行为和习惯，则从来不会成为被改变的对象。如果给动物实施去痛手术，除了担心这种改造术有可能损害动物健康之外，人的痛苦主要来自于心理上的负担。所以，最好再发明一种办法，通过改变基因来调整人的情绪，把每个人都变成乐天派，就像 1960 年代的医生那样，用滥开安定药片“妈妈的小帮手”（mother's little helpers）来帮助那些患有抑郁症的主妇，而不是通过改变生活习惯，来解决她们的困扰。

其实，英国作家道格拉斯 · 亚当斯（Douglas Adams）在其 1980 年创作的小说《宇宙尽头的餐厅》中就提出与亚当 · 施理弗相同的思想，并且比后者走得更远。在书中，人们用一个特殊办法，一劳永逸地解决了这个“棘手的问题”：培育一种动物，它不仅心甘情愿供人享用，而且还能清楚明确地表达这一愿望。一头丰满健硕的牛类四足动物，快步走到餐桌前，问候客人，然后作为本次宴席的主菜进行自我介绍：“请问，我可否将在下身体的一些部位做成美食奉献给各位？要不，来块肩膀肉？用白葡萄酒焖一下？”在座的一位名叫亚瑟的客人认为这个建议太过残忍，“这是我这辈子听到过的最令人作呕的事”，但是最后，他还是点了四份红烧小牛排。“先生，说句真心话，这真是个聪明的选择，”牛一边蹒跚着走向厨房，一边说，“我这就去开枪把自己杀死，”然后又转身对亚瑟挤了挤眼，“别担心，先生，我会干得很人道。”

亚当斯的这个主意，究竟是不是解决这一棘手问题的好办法，在此暂且不论。2001 年，尽管来自罗滕堡的食人魔阿明 · 迈韦斯（Armin Meiwes）声称自己是遵照对方明确而强烈的意愿，才把工程师本德 · 约尔根 · 布兰德斯吃掉的，但是德国司法部门显然并不赞成这种观点：只要一个人同意，吃掉他便无妨。

六 3月——素食

我毫不怀疑，人类在逐渐进化的过程中终将不再食荤，这是其宿命的一部分。

（亨利·戴维·梭罗①）

我的祖先努力抢到食物链最顶端的位置，绝不是为了让我今天变成一个素食者。

（网友留言）

计划目标：不再吃肉和鱼。

① Henry David Thoreau，1817—1862，美国作家、哲学家，著有散文集《瓦尔登湖》等。

素食种类很多，有豆腐做的素肠、青麦仁汉堡、油炸面筋素排、素丸子等等。在网上，我还见到过半只用纯素原料制作的外表逼真的素鸡，歪在一侧的翅膀颇有棱角。说实话，我没有勇气弄这样一只立体派的仿真鸡来尝一尝，不过，素肠和青麦仁汉堡包应该味道不坏——如果再往上面倒点儿番茄酱，当然就更好了。但是，我还是更希望只吃蔬菜。再说，把素食做成动物肢体的模样，用油炸着吃，大概也并不符合素食主义的本意。或者，我也可以用羊奶酪做配料，给自己做一份番茄沙拉。前些天，我在“有机公司”找到了一种美味的黄色小番茄，那才是我真正期待的有机食品的味道。虽然有机饮食阶段已经结束，但我还是习惯在“有机公司”购买日常所需的大部分食品。首先是因为，我大致可以相信，有机商店所售商品的生产过程，是合乎基本道德规范的。其次，很多食品的味道真的很棒。可惜，那种美味的黄色小番茄只卖了三天就全部卖光了。不过，我又发现了一种橘子。我最后一次吃到这样美味的橘子，还是在很小的时候。后来我苦苦寻找了几十年，也没能找到它。那是真正的理想中的橘子，它外皮光润，色泽鲜艳，薄皮，无核，肉质紧致，入口微酸。只要把皮轻轻剥开，一朵朵橘瓣便清清爽爽地露了出来，不用再费力地一点点清理裹在橘肉外表的厚厚的白色纤维。“有机公司”卖的这种橘子，外表不像我小时候吃过的橘子那么有光泽，颜色也没那么鲜艳，而是有些偏暗偏黄，但是它的质感和味道，还是相当的地道。

橡皮糖我一直还是买哈瑞博①牌的。

---

① Haribo，德国著名糖果品牌，以生产小熊形状的软糖著称。

“你为什么非要支持这种全球化企业呢？”吉米尼不满地嘟囔着，“我认识柏林的一家橡皮糖厂家，下次你去那儿买。”

“哈瑞博能在全世界这么畅销，也许是有原因的，”我辩解说，“说不定就是因为，它的味道实在太好了。通过生产优质产品来发家致富，算不上政治不正确吧？”

我对她解释说，Haribo 的名字是 Hans Riegel Bonn 的缩写，它是正宗的本土货，而不是从海外进口，所以不会对气候变化有什么影响。为了确定 Riegel 家族没有涉嫌谋杀企业员工之类的劣迹，我开始上网搜索。哦，天啊，我的天啊！“维基百科”上说，2000 年，哈瑞博受到指控，涉嫌在“二战”期间雇用强制劳工。哈瑞博对此断然否认。但是，只要拿不出可靠证据证明自己的清白，哈瑞博在外界眼中就是有罪的。接下来一条是：联邦卡特尔局[①] 2008 年就哈瑞博涉嫌操纵市场价格案展开调查。这一条，可以归之为“人性的、太人性的”[②]因素，姑且不予计较。说到底，这就是我们的商人。这些人无一例外，全都是一帮利欲熏心的家伙。

但是尽管如此，大部分哈瑞博和嘉思牌软糖我还是不能吃，因为几乎所有橡皮糖都含有明胶成分。明胶是从猪皮、牛皮、磨成粉的猪骨和牛骨，或者鱼和鸡肉里提炼出来的，它对人的关节有好处，但对贡献这些成分的动物却是有害的，因为如果不杀死它们，明胶便无从提取。

---

① Bundeskartellamt，德国反垄断监管机构。

② Menschliches/Allzumenschliches，尼采著名作品之一。

幸好，有一种不含明胶的甘草软糖我还可以吃。

偶然看到，3 月号的柏林文化杂志《tip》的封面文章正是讲素食的，于是我赶紧给自己买来一本。文章中说，柏林是德国最适宜素食者生存的城市，换句话说，这里有数量最多、品质最好的素餐馆。嗯，但愿如此。其实，我对刚刚开始的这段不沾荤腥的生活看得很开，我的意思并不是说，没有肉吃的生活并没有遗憾，但是，这是一种可以忍受的遗憾，特别是对我这种喜欢亚洲菜的人来说，更是如此。在我看来，肉食里最好吃的东西是它的汤汁，而亚洲人却可以用椰汁和咖喱酱调制出顶级的汤汁，里面保证没有一丁儿点荤腥。在有机饮食阶段我已经养成了这样的习惯：如果餐馆不能提供有机肉食（事实上无一例外如此），我就会为自己点一份素食。在我最喜欢的越南或印度餐馆里，我几乎感觉不到荤菜和素菜之间的区别。但是有一次，当我和我的责任编辑科曼女士在柏林城外一家湖畔餐厅共进晚餐时，面对摆在自己面前的五星级蒜香明炉烤土豆，再看看别人点的各式特色烤鱼和精美的卷心菜包肉，我的心里不由萌生出一种低人一等的感觉。不，不，不，我说的是真心话。如果一位素食者声称干巴巴的烤土豆外加一小份沙拉，比黄油煎鲈鱼或是浇着香浓肉汁的卷心菜包肉更好吃，那他一定是在撒谎。对于那些热爱美食的人来说，让他们放弃肉食，成为一个纯粹的素食者，其困难程度肯定比我大得多。对男人来说，更是如此。他们总是认为，如果一整天吃不上一块肉排，身体就会虚弱得晕倒。男人吃起肉排或香肠来，数量往往会比女人多一倍。早在 19 世纪，人们就知道，当一家人在一起吃饭时，最大的一块肉排一定是留给男人的，而蔬菜水果在人们心目中，向来都是女人的食品。因此在男人看来，如果吃不上肉，就会感觉到自己的某种权力被剥夺了。

有一次，我和两位男士一起出席电台的一场谈话节目。他们其中一位是著名文学理论家、作家克劳斯·斯韦莱特（Klaus Theweleit，代表作《男人的幻想》），另一位是靠生产香肠起家的企业家卡尔·路德维希·施韦斯福特（Karl Ludwig Schweisfurth），后来他用卖香肠挣到的钱创办了一家生态企业，名叫赫尔曼斯多夫农业基地。那天的话题是生态养殖和人道屠宰法。谈话中，我偶然提到，人有没有可能不吃肉。当时，身为德国最大肉食生产商的施韦斯福特先生当即高声说："如果离开肉，人根本没法活。"对他的反应，我并不大惊讶，但没想到的是，斯韦莱特先生竟然也以同样的眼神看着我，好像见到了一个怪物。

"不，这绝对不可能。"他语气干脆地说完话，摇了摇头。之后，这两个人再也不愿正视我，就像两个正在戒烟的烟鬼，拼命躲闪着视线中的香烟。这件事距离今天，已经整整12年了。现如今，据《tip》杂志讲，素食主义已蔚然成风，特别是当所有人都开始关注气候变化之后。肉食消费被视为导致温室气体排放的重要污染源，畜牧养殖业对全球气候变暖的影响，超过了全世界交通运输业——汽车、铁路、轮船和飞机——对气候影响的总和。所以，要想改变环境，人们不仅要少开车，而且还要少吃肉。此外，目前人们对健康饮食的意识也已有所增强。

那么动物呢？这些文章里，没有一个字提到动物。我原来一直以为，素食主义的根本动机，是为了避免杀生。按照《tip》杂志里的说法，素食者当中很少出现影响不良的情况，因为大多数素食者都改食鸡蛋、牛奶或者鱼。鱼？素食者竟然吃鱼？难道是我的理解出了什么错？我打开维基百科和布罗克豪斯百科全书网页。天，这怎么可能！“素食者”（Vegetarier）一词来自于英语中的 vegetation（植物界）或 vegetable（植物，蔬菜），其含义是指那些自愿放弃吃肉或吃鱼的人。素食者的日常饮食一般以植物为主，但是他们当中大部分人仍然食用牛奶制品（Lacto-Vegetarian，奶素者）或鸡蛋（Ovo-Vegetarian，蛋素者）或两种皆食（Ovo-Lacto-Vegetarian，奶蛋素食者）。不吃肉，但仍然吃鱼的人，被称为鱼素者（Pescetarian）。这些人一般正处于转向素食的过渡阶段，这就是说……哦，等一等，在另外一些百科全书中，这些人已经被归入素食者行列，虽然他们往往并不被素食协会所接纳。我，居然也算是素食者。真是胡扯！按照这些百科全书上的逻辑，像我这样喜欢吃烤鸡的人，也可以被称为禽素者（Gallo-Vegetarian）。像吉米尼这样偶尔吃肉或鱼的人，属于弹性素食者（Flexitarian）。本来我正在窃喜，这个月终于可以在道德上压倒吉米尼了，可她却突然心血来潮，也要陪我一起吃素。我倒要看看，她到底能坚持多久。要知道，吉米尼是个钓鱼迷。每年 4 月，当一群群鲱鱼游过海岸时，她总是急不可耐地扛起渔竿，背上草绿色的钓鱼包，到波罗的海去赶鱼潮。

“哎，你想过没有，要是被钩子钩住上颚，全身重量都吊在钩子上，该有多痛苦啊。”我对吉米尼说。这时候，吉米尼正站在炉台边，用平底锅煎着几只豆制品肠和青麦仁汉堡，给我俩做晚餐。但是，我可不能因为她的勤快，就对她的虐鱼行为坐视不管。吉米尼扭过脸，露出一副痛苦的表情，然后摆了个金鸡独立的姿势。

“嗯，我当然知道啦……不过，鱼钩吊住的地方，应该对疼痛不是太敏感。”

“哼，我知道，你们这些钓鱼迷总是说，鱼的神经系统和我们不一样，所以感觉不到真正的痛苦。”

“我可没这么说，我只是说，鱼钩吊住的那个部位，不会感觉太疼。”

两只肥头大耳的苍蝇嗡嗡地在厨房里打转，虽然屋外仍然是一片冰天雪地。但是，它们的动作明显比平时迟缓了许多。突然，一只苍蝇一个俯冲，直直地撞到我的脑门上，然后跌落在地。我不觉一阵恶心，一边冲向卫生间，一边顺手捡起地上的苍蝇，扔给了笼子里一脸期待的皮普西。

“首先，你根本没办法控制，鱼钩到底会钩住什么部位，”回到屋里，我接着说道，“钩住鱼的眼眶也说不定。其次，疼痛是所有动物身体的一种本能反应，它是警告动物躲避危险的一种信号。”

对人类来说，当然也是一样。麻风病人之所以会烂掉手指或脚趾，并不是像我们想象的那样，是因为溃烂，而是因为疾病损坏了四肢的末端神经，所以这些病人受伤后也感觉不到疼痛，就算他们知道自己受了伤，也往往不会太在意，因为伤口并不疼。一旦伤口感染，病菌就会很快侵入，然后脚趾突然有一天就烂掉了。有的孩子因为基因问题，一生下来就患有先天性疼痛不敏感症，这些孩子还没等到上学，就从头到脚满是伤疤。这样的人，往往很难长寿。对于一个人来说，如果得了这种病，还可以通过一些办法来降低危险，例如把全身裹上厚厚的防护服，小心不要让手指被门夹到等等。但即使如此，身体感觉不到痛苦仍然是一件残酷的事情。而对于鱼来说，这种缺陷将是怎样一种灾难，人们可想而知。

"如果一只动物没有痛感，那么它在野生环境下根本没有任何生存机会。"我对吉米尼说。

"我的意思并不是说，鱼感觉不到疼痛。我只是说……"

"为什么不能把鱼和人相提并论呢？你把鱼扎破了，它不流血吗？你抓它的时候，它不会躲吗？假如……"

"好啦，别说了，"吉米尼气哼哼地说，"反正今年我也没打算去钓鱼。"

这时，米奇走了进来。米奇是邻居贝娅特的儿子，另外，还是一个木匠。他准备帮我们装个书架，并答应在此之前，和我们一起吃顿饭。另一只肥头大耳的苍蝇，"扑"地撞到了米奇的脑门上。

"哎，你们这是养的什么宠物啊？"

"阳台上可能有个苍蝇窝，整天老有苍蝇往屋里窜。"

"这是因为那家伙，"米奇说着话，用手指了指正在豪华层式鸡笼里上蹿下跳、两眼直勾勾盯着地上的苍蝇尸体的臭烘烘的皮普西。米奇也是个钓鱼迷。奇怪的是，我身边认识的钓鱼爱好者都是些很可爱的人，他们性情平和，热爱自然，对江河湖海都有一种特殊的迷恋。但令我不解的是，为什么这些人非要把对水的迷恋和一种狡诈残忍的杀生行为捆绑在一起。在这方面，米奇比吉米尼更疯狂。他会专门跑到法国，到一些偏僻、到处生满蚊蝇的湖边，去钓一种古老的巨型鲤鱼。他用回声探测仪搜寻鱼的行踪，用自己亲手制作的鱼饵诱它们上钩。他做的鱼饵，居然还有蓝莓或杏仁糕的味道。真的是这样！如果他真的钓上来一条15到20公斤重的大鱼，他会给它先做体检，去掉鱼身体上的寄生虫，从随身携带的小药箱里取出药物，给鱼治伤。那些伤，大多是鱼在和水獭或鹭鸟搏斗时留下的。当然，也有可能是拜米奇的钓钩所赐。然后，这位骄傲的钓鱼高手用三脚架支上相机，把扑棱棱的大鱼抱在怀里，给自己拍照留影。照完相，再把鱼重新送回水中放生。米奇热爱鲤鱼，但鲤鱼很有可能并不爱他。

当然，米奇也是个坚定的肉食者。正如食肉不需要理由论证一样，奉劝一个人放弃食肉同样也不能借助于理由。所以，我决定要个小花招。我给米奇的盘子里盛了一只青麦仁汉堡，还有5根用豆制品做的素香肠，旁边再配上超辣咖喱番茄酱。这样，就可以用酱的味道来迷惑他的味觉。只要番茄酱的味道足够辣，那些冒充肉食的替代品只要口感基本对头就行了。

“哎，怎么样，”我虚情假意地说，“这青麦仁汉堡的味道是不是比香肠好吃多了？”

我希望他能选择香肠，那样我接下来便可以告诉他，其实，这些肠也是素的。这样一来，我又可以唤醒一颗热爱素食主义的心灵。米奇咬了一口青麦仁汉堡，嚼了嚼咽下去。

“我吃不出来它们有什么差别。”

接下来，这位彬彬有礼的男士又补充了一句：

“不过，这些东西挺好。我这个人不挑剔，人家给我做什么，我就吃什么。不过，我还是经常得吃点儿肉，最好是红烧，带酱汁的那种。”

他这么一说，一下子勾起了我的馋虫。我也很想来一块肉排，裹着香浓酱汁的。虽然我一个劲儿提醒自己，那块肉原来可是一只活生生的动物，我努力想象着它在屠刀下痛苦挣扎的样子，但是无论怎样，也消除不了内心对红烧肉排的极度渴望。

我的信箱里，放着一本希普曼农牧科技公司寄来的产品图册。自从我在网上订购了一次防治螨虫的硅藻土之后，便经常会收到这个。图册封面上，一位穿着花格衬衣的妙龄少女正欢快地跑过麦田。里面的内容，当然就没有这么美妙了。人们有一种普遍印象，认为虐待动物的现象是随着大规模养殖业的发展出现的，而在家庭式小型饲养场，一切都仍然美好如初。其实，饲养业从诞生那一刻起便与人类对动物的热爱没多大关系，它更多是出于经济利益的考虑。所以，家畜也被称为“有用动物”。如果一位农户在院子里养了30只鸡，让它们在院子里撒欢，到土堆上刨食，你千万别以为，这是一位提倡散养的标兵在自家搞的“示范田”。这种规模的养鸡场，或许不过是一种最经济、最实用的养殖模式。在这位模范养鸡户的后院，说不定关着一只整天不见天日的狗，或者在车库里垒着个兔窝，里面挤着一群连身子都转不开的兔子。

希普曼公司除了为农户提供橡胶靴、拖车、家禽饮水槽之外，还提供一种1米长、半米宽的镀锌金属笼，它的外观，就像在实验室经常看到的那样。这玩意儿一定很实用。对于被关在这种无菌监狱里的鹌鹑或者兔子来说，一定和下地狱的感觉差不多。用这种笼子养蜗牛也许还说得过去，但鹌鹑毕竟是一种飞禽，它需要有地方活动，兔子也一样。还好，这种金属笼铺的是塑胶网格地面，正如画册上的宣传语所说："让足底发炎成为过去！"这话的意思好像是说，在没有这种笼子之前，让兔子拖着溃烂发炎甚至淌血的脚掌，在金属囚笼里度日如年地过活，是一件很平常的事。

再看看这个：NODECK 牲畜阉割机，商品号 760097，售价 79 欧元。在旁边的照片上可以看到，人们如何把一只活蹦乱跳、很可能正在哀号着的小猪屁股朝上按在机器下面，用手术刀（刀把每只 2 欧元，5 只装刀刃每包 0.8 欧元）切开阴囊，取出睾丸。难道兽医不是自带手术器械吗？哦，天，如果我没有理解错的话，在养殖场，人们在劁猪的时候原来还可以省掉请兽医的钱，亲自上阵，嚓嚓嚓，手起刀落，把小猪阉掉。照片上那个按着小猪屁股，正用一只钳子拧断小猪尾巴的男人，下面套着一条花裤衩，光脚穿着一双休闲凉鞋，怎么看也不像个兽医。兽医，那可是要花钱的！有了这种 NODECK 阉割机，由"垂直体位"原因造成的（以往大概经常出现的）"肠道损伤"现象就可以彻底避免了。做完手术后，可以再花 14.5 欧元给小猪买一只抗疲劳球，作为安慰。

没错，虐待动物的确不是工业化养殖业的特权。那些精打细算的家庭企业，也会在官方允许或者监察难度较大的情况下，把虐待牲畜视为家常便饭。在所有商品中，最让我感觉可怕的，是"经过 20 年实践检验"、深受用户欢迎的牛犊棚。在我看来，其恐怖程度，甚至超过了电棍、铁链，直肠和阴道检查润滑剂，为驯服"特别顽劣（其实很可能只是不愿接受直肠或阴道检查）的牲畜"所设计的臀铐，还有"用于截断猪尾或切割和焊接绳索"的

“天使牌热切机”。这里所说的实践，是指在小牛犊出生后，立刻把它从母牛身边牵走，关进这种145厘米×122厘米×135厘米的白色聚乙烯材料制作的圆顶“育婴棚”。另外，商品目录里还有一种“符合物种和动物生存规律的超大型圆顶小牛棚”，可以同时装下5只牛犊。当然，其前提是：如果你相信让小牛犊一出生就和母牛分开，独自住进白色玻璃纤维搭建的牛棚，的确是符合物种生存规律的话。产品介绍中说，自2007年起，除特殊情况外，小牛犊被隔离饲养的时间不得超过8周，养牛户如违反这一规定，将被处以罚金。但是，8个星期的单独囚禁，足以给小牛犊的心理造成严重损害。特别是，动物保护法迄今仍然允许在没有麻醉的情况下，用烙铁烧掉公牛犊的幼角。以前人们甚至一直以为，公牛角对疼痛是没有感觉的，今天，人们虽然已经知道，这种认识是错误的，但却依然允许和纵容这种行为的存在，因为麻药毕竟是要花钱的。去了角之后，就可以在同样大的围栏里，饲养更多的公牛。

在我的家族里，碰巧出了一位州农业部长。这个人是我的姐夫。我邀请他就我这本书，与我展开一场讨论。当然，在和他讲的时候，我用的并不是“讨论”这个词，而是采访。意外的是，他居然一口答应了。就在我准备前去拜访他的前一天，他却又打来电话，推掉了约会。

“我本来也觉得奇怪，你为什么这么痛快就答应了，”我说，“我可以理解，你为什么会临阵脱逃。”

“我可没有临阵脱逃，”姐夫用淳厚的政客式男低音答道：“只不过是因为，假如我同意做这个采访，有可能会对你不利。”

“哦，这事应该我自己操心才对。”我说。

“而且，这对你的书也不会有任何帮助。”

我花了10分钟的时间向他解释，我希望听他讲一讲关于农业养殖的问题，讲一讲作为负责这方面工作的部长，应当肩负起哪些责任，这些将为我的写作提供莫大帮助。为此，我愿意承担一切风险。虽然我并不十分清楚，这些风险有可能是什么。姐夫只是一再重复着刚才的话，说这样做对我不利，对我的书也没什么帮助等等。这是一场卡夫卡式的谈话。最后，我沮丧地放弃了。刹那间，电话两端的人都安静了下来。

“要不然你带我去参观一家农场吧，你肯定经常会有这类应酬，是不是？”

“那些地方任何外人都不让进，我也一样。这是出于卫生方面的考虑，如果外人出入的话，有可能把病菌带进去。”

“或者参观大型屠宰场也行。比方说，如果他们请你去给哪家屠宰场剪彩之类的。”

“不行，这种时候我不方便带你去。”

“哎，我说，你觉得有必要搞得这么神神秘秘的吗？如果各方面都尽善尽美，无可挑剔，干嘛又怕别人看呢？再说，我知道屠宰场本来就是杀生的地方，我又没打算要搞个内幕大曝光什么的。”

“这些地方本来也没什么秘密，你要是想参观，随时可以自己去。”

“我不信。”

“这是实话。你只要打电话过去，约个时间就行。”

我深深地吸了口气，再用力把气呼出。

“作为农业部长，如果公开反对大规模养殖，是不是根本行不通呢？还是说，也有人这样做？”

“那要看你对大规模养殖怎么理解了。”

（依然是淳厚的政客式男低音。）

“如果你整天和那些饲养着几十万只鸡的养鸡场打交道，你根本不可能考虑到这个问题，”我说，“你根本不会想到要区分，这到底是属于大规模养殖，还是家庭式企业。我个人认为，这两者的界线是500只鸡，因为这是散养的上限，如果超过这个数字，就无法保证每只鸡都能有自由活动的地方。”

淳厚的政客式男低音顿时开朗，变成了一种轻松甚至有些欢快的声调。

“一个农民如果只养500只鸡，根本没办法生活，他甚至连孩子上学的课本都买不起。”

“我说的根本不是利润核算的问题，而是说，我们到底该怎样对待一种有知觉的生物，这件事的底线到底在哪里。”

“雷纳特·屈纳斯特①以前曾经公开反对过，”姐夫说，“这下你可找到知音，满意了吧？还有，等你写完书以后，我愿意先拜读一下，给你提提意见，免得你到时候丢人，我敢说，那里面肯定错误百出。”

“不，”我答道，“谢谢，我想不用了。”

后来我一直在想，关于姐夫问我的那个问题——如何理解大

① Renate Kuenast，德国前农业部长。

规模养殖——我到底该怎么回答。

某一种牲畜究竟是不是受到虐待，与构成这一群体的个体数量并无关系。2000 只在草坡上自由吃草的牛，与 100 只被关在牛圈里的牛相比，一定活得更开心。蜜蜂也总是喜欢成群结队地生活在狭窄的巢穴里，拥挤的空间并不会令它们感觉不适。大规模养殖的可怕之处在于，它不是根据动物的需求来确定养殖模式，而是将一种明显不恰当的饲养方式强加于动物，例如烧掉牛角，截断鸡喙，切断猪尾等等，以便在固定的空间内，尽可能饲养更多的牲畜。大规模养殖意味着以牺牲动物健康为代价的高效养殖，意味着高能饲料、恶劣的健康状况、疼痛、疲劳、困顿和短命，意味着以利润最大化为目的去虐待动物。

第二天，科曼女士帮我给几家大型屠宰场打电话，联系参观的事。大部分人接到电话后都表示，今天不方便安排，请明天再打电话。其中一位秘书问，参观的目的是不是为了要写负面报道。

“不，”科曼说，“我们可没想陷害你们。我们只是想了解一下，屠宰场是怎么经营的。我的一位作者正在写一本论述饮食的书，其中涉及这方面的问题。”

“请您给我们发封邮件吧。”

科曼发去了邮件。

第二天，她再次给所有屠宰场打去电话。接电话的人几乎都是同一个腔调：今天无法安排，请隔天再打。我们发去邮件的屠宰场，也回绝了我们的要求。理由是：目前不方便参观，请半年后再联系。看样子，如果大规模屠宰的细节曝了光，屠宰场就没钱可赚了。就像保罗·麦卡特尼[①]所说，如果屠宰场把围墙都换成玻璃，以后就再也没有人想吃肉了。

外面的积雪还没有融化，皮普西却开始变得烦躁不安，整天咯咯叫，不停地拍打着翅膀，从笼子一头扑腾到另一头。第二天，它打翻了喂食盆。第三天，它又一次打翻了喂食盆，用嘴把盆啄到笼子另一头，然后转过身，再把盆一下下啄回来。当然，我无法从科学上证明，这只母鸡是在笼子里待烦了，想离开笼子到外面去——但是从它的样子看，还真就像这么回事。我尽管担心，一旦把皮普西放出去，它一定会跑去找邻居家的鸡撒野，但是，我一忍再忍，最后实在看不下去，终于还是打开笼门，把它放了出去。果然，它一跑出门，就冲进花坛，用爪子一个劲儿刨，把刚刚从土里露出头的花花草草踩了个稀烂。它刨着，啄着，来回蹦几下，抖抖身上的羽毛，然后继续刨，继续啄，一副掩盖不住的忘乎所以的神情。心理学把这种状态称为“心流”(flow)，就像一个专心致志组装飞机模型的小男孩，完全沉浸在手头的工作之中，忘记了时间和空间。人们或许也可以把这种状态称作幸福。当然，我无法用科学来证明，皮普西正在享受着无与伦比的幸福——但是从它的样子来看，还真就像这么回事。当天色渐暗时，它乖乖地走进家门，由着我把它重新赶进鸡笼。在笼子里，它挺着盛满麦粒的圆滚滚的鸡嗉，跳到栖木上，心满意足地垂下了眼皮。我撩

---

① Paul McCartney，英国著名摇滚乐手、披头士乐队成员。

起棉布帘，把笼子苫上。

“醒醒！”吉米尼摇着我的胳膊。闹钟，正指向凌晨三点。

“你刚才又喊又叫，”吉米尼说，“好像要被人杀死似的，吓得我差点不敢进你卧室。”

我努力回忆着刚才的梦。

“是鹦鹉。我刚才梦见自己抓到了一只鹦鹉。它的样子很可怕，整个胸脯一点肉也没有，一根根肋骨全露在外面，就像肉都被啃光了一样。我把它捡起来，想送它到动物收容所去。这时候，来了一个男人。他从我身边走过去，把鸟一把夺了过去，然后眨眼间用钉子把它钉到了墙上。我还没来得及反应，他就掏出一只电动锯，锯断了它的喙，还有它的腿。”

“真可怕。”吉米尼说。

“这肯定和我整天看的那些介绍大规模饲养场的文章有关系，还有动物实验室，给小鸡断喙什么的，简直跟恐怖小说没什么区别。”

吉米尼拿起我放在床头的书——《美国病人》。

“就这你还嫌不够，还有心思看这种关于连环杀人案的书呢！来，跟我到厨房来，我给你沏杯茶。”

于是，我俩一同走进厨房，对坐喝茶。

“你知道吗？很多杀人狂在第一次杀人之前，都是先拿动物开刀，”我说，“他们都是一步步试探着，慢慢接近他们真正想要的东西。几年前我在下萨克森住的时候，周围出了个专门残害马匹的坏人。为了保护我家的马，一连几个晚上，我都得睡在外面的马棚里。当时我根本没意识到，我这样做有多危险。我当时还不知道，很多虐杀妇女的杀人狂，一开始都是先把动物当作杀戮对象。我觉得，这件事当时应该有人提醒大家才对。”

“来，先喝茶再说。”吉米尼说。

“要我说的话，我觉得如果一位实验室的研究人员能狠下心，在实验室里对着一只哀声惨叫、吓破了胆的小狗，一次次地施加电击，那么这种人肯定也属于危害公共安全的类型，不管他有多高学位，有多少头衔。”

马克·罗兰德[①]在《哲学家与狼》一书中描写了由哈佛大学心理学家索罗门（R. Solomon）、卡明（L. Kamin）和韦恩（L. Wynne）发明的“穿梭箱”(shuttle box)。“其中一种实验是将横杆两侧的地面都通上电，无论狗向哪一侧跳，都会受到电击……实验人员在实验记录中写道：狗发出一阵‘可预见的尖厉的汪吠’，当落到钢栅上时，则变成‘一种尖利刺耳的哀叫’。最终结果是相同的：狗——大小便失禁，汪汪哀叫，浑身颤抖——精疲力竭地躺在地上。经过 10 至 12 天类似实验，狗对电击不再有任何反抗。”索罗门、卡明和韦恩以虐狗行为在学术界一举成名，并且赢得了许多模仿者。经过 30 年的类似实验，人们才最终得到结论，穿梭箱所要论证的“习得的无助感”抑郁模式是经不起验证的。

“虐待动物如果发生在小孩子身上，是行为异常的一种迹象，”我对吉米尼说，“是感情欠缺，还有情感形成和情感依托存

---

① Mark Rolands，英国作家，迈阿密大学哲学教授。

在缺陷的一种表现。所以，从心理学角度看，实验室可以说是一种对社会行为的制度化的破坏。一个情感正常的人，绝不会忍心对他的宠物做这种事。就算为此付给他钱，他也绝不会答应。”

“喝你的茶吧，不然就凉了。”

在旁边的村子里，几个星期前来了一个马戏团。他们在村子里的一片空场上安营扎寨，当周末天气好的时候，便举行露天演出。吉米尼就要回柏林了，贝娅特答应我，周末陪我一起去看。我曾在“拯救动物”协会的宣传材料上看到过，如果一个马戏团没有迫害和恐惧，没有电棍和叉戟，就不可能有真正的驯兽。这次我倒要亲眼看看，情况到底是什么样。

这家马戏团的驯兽是四只半大的母狮和一只年幼的母虎。眼下，几头狮子并没有被关在囚笼式的运兽车里，而是趴在一片被栅栏围起来的空地上，心满意足地晒着太阳。只有那只幼虎，还孤零零地蹲在囚车上。

“哎，你看它们多漂亮，”贝娅特说，“这是人们想象中最漂亮的动物。你看看那只老虎身上的毛。”

我们俩走到距离围栏几米远的一片驯兽场上，在一只用木桩和木板临时钉成的长凳上坐下来。观众稀稀落落，最多不超过 15 个人。一位女驯兽师拎着皮鞭走进畜栏，挨个走到母狮和母虎身边，温柔地抚摸着它们身上的毛。这些猛兽一个个神情温顺，用脑袋轻轻地蹭着女驯兽师的脸。贝娅特大为感动。

“你看它们的样子，跟我的玛菲一模一样。”

玛菲是贝娅特的猫。

驯兽场和畜栏之间，由一条通道相连。在平常的马戏场上，这条通道是由牢固的金属栏杆围起的，而在这里，却只有一些简易的栅栏，上面蒙着一张渔网似的东西。我隐隐感到有些不安。假如这5只狮子和1只老虎突然冲出围栏，我该怎么办？是和惊慌失措的人群一起拼命往外涌，还是冷静地观察形势，另寻一条出路，以免唤醒这些野兽暴虐的本能？可是，狮子不也总是喜欢捕猎那些掉队的动物吗？那些病弱不堪、步履缓慢的老家伙，还有那些幼稚莽撞不知深浅的雏儿。

一个胖乎乎的小女孩晃晃悠悠走到半人高的围栏边，用力摇着栏杆，直到把一头狮子的注意力吸引了过来。小女孩的妈妈满不在乎地坐在一旁，悠闲地给自己点上一支烟。我相信，这时候，如果这只母狮突然冲出围栏，肯定会扑上去，把这个胖胖的小肉团一口吞掉。可是，这位母亲却满脸享受地看着这一切。人们早已习惯于从观察者的角度看待动物——无论是在动物园、马戏团、电视还是画册里，而从来没有想过，当动物观察我们的时候，有可能意味着什么。他们总是相信，一切都会平安无事。如果一个母亲看到自己的孩子被狮子盯上，都没有任何恐慌，我们怎么还能指望人类为全球气候变暖感到担忧呢？他们甚至丝毫没有意识到，气候灾难其实早已降临：4月伊始，天气便酷热如夏；而在里约热内卢，人们刚刚遭遇了40年来最大的一场暴雨，95人因为山洪和滑坡而丧生。

女驯兽师“啪啪”地挥着皮鞭，把马戏明星们往驯兽场上赶。几头母狮缩起身子，懒洋洋地发出几声低吼，然后很不情愿地挪动步子，迈向通往驯兽场的通道。走到一半，最前面的两头狮子突然改了主意，转过身子，绊住了拦在旁边的护网。走在后面的母狮跃跃欲试，想趁乱把前面的狮子扑倒。一时间，整个围栏摇晃起来，似乎即刻就要倾倒。贝娅特吃惊地抬起头，扭脸看我，因为就在眨眼间，我已经离开了她身边的座位，躲到了长凳后面。整个场地上，除了我之外，再没有一个人露出哪怕一丝一毫不安的迹象。那位眼看就要在食物链上找到自己位置的小胖孩儿，仍然在用力晃动着围栏。幸好，女驯兽师的男伴及时现身，手里挥动着同样一根皮鞭，抽向绊在护网上的两头母狮。缠住的网结松开了，几头野兽逃一般一个接一个跃入表演场地。我微红着脸，重新坐到位子上。贝娅特看着我的窘相，乐得前仰后合。

经过一番徒劳的反抗，野兽们最终也和我一样，陆续各就其位。它们一个个或气鼓鼓或懒洋洋地站到场地四散摆开的几个台子上，看模样就知道，它们对充当马戏明星这件事并不十分情愿。老天作证，女驯兽员对这帮家伙的索求真的不多，即便是最苛刻的自然保护主义者，也不得不承认这一点。她让它们做的事，充其量不过是：或从台子上下来，迈三个台阶，上去，下来；或腾空跃起，跳到相隔不足一米的另一个台子上；或直起身子，作短暂站立状；或伸出前爪，抓住驯兽员凌空抛来的肉块。从始至终，我没有看到过一眼电棍的影子。而且，这些演员每次漫不经心地做完一个动作，都会得到一块肥厚的牛肉作为奖赏。可是，不管人们怎么做，这些狮子依然提不起兴致，那只孤零零的老虎也一样，总是一副没精打采的模样。

“哎，它们看样子都快睡着了。”我说。

“这天儿确实太热了。”贝娅特说。

“在非洲，天气不是也一样热吗？而且，它们一整天都在发呆，什么也没做，现在就不能打起精神，坚持半个小时吗？”

可眼下，这些狮子连从台子上跳下来都显得很不情愿，就连抛给它们的肉，似乎也懒得接。女驯兽员告诉观众，驯服一头狮子大约需要三年时间。她的态度始终友好而耐心，只是偶尔挥一挥鞭子，唤起动物们的注意力，或者，顶多用鞭子柄捅一捅它们，外加言辞鼓励：

“桑蒂，上去！我说了，上去，桑蒂，站到台子上去！”

桑蒂把一只前爪搭到台子上，嘴里发出不满的吼声。说实话，我渐渐开始怀疑，某些驯兽员很有可能是依靠电棍完成自己工作的。这并不代表我对这样的行为是赞成的，但是，我对他们这样做的动机，却多少有些理解了。这些狮子，让我想起不久前在电视里看到的那些失业而又对工作挑三拣四的德国年轻人。一位人力资源经理问求职者有什么爱好，一位姑娘回答说：“逛街，发呆。”

狮子原本就是一种喜欢发呆的动物。在野生环境里，它们每天20小时都是靠睡觉打发的，剩下的时间经常也是懒洋洋地躺着。强迫这样一种天性懒惰的动物登台表演，供人取乐，可真是异想天开。好像从没听说，有人想调教蚯蚓，也来搞个什么表演吧？

“它们根本不想这样，”我对贝娅特说，“对它们来说，一天闲23个小时还不够，它们想一天24小时就这样待着，什么都不做。”

“可惜了那么好的牛肉，”贝娅特说，“它们一点都没兴趣。”

“他们干嘛不试试训练狮子狗或者小马？小马一般都很贪吃。”

“还有皮皮，”贝娅特说，“它要是饿急了，就算是为一块面包，也肯拿大顶。”

皮皮是我养的一头小骡子。有一次，我无意中犯了一个错误：我教它伸出前蹄和人握手，然后赏给它一块面包。从那以后，不管在任何场合，只要一见到人，它就立刻伸出前蹄，去蹭人家的腿。

桑蒂终于爬上了台子，然后屁股着地，用慢动作式的速度，一点点从台子上滑下来。女驯兽员冲上去，挥起鞭子，大声命令它上去，把身子坐直。

“说真的，我觉得没必要让它坐那么直。”贝娅特说。

“嗯，我觉得也是。”我说。

七 4月——继续素食

您刚刚吃过午饭，尽管屠场被小心翼翼地隐藏在几公里甚至好几公里之外，您仍是同谋凶手。

(拉尔夫·沃尔多·爱默生①)

计划目标：仍然不吃肉，也不吃鱼，同时也不吃任何含明胶的食物。

我很想能对你们说，自从我成为一名素食主义者之后，我的身体变得精力充沛，比以前更健康了。只可惜，我的理疗师刚刚做出诊断：我患上了淋巴阻塞症，另外，我还被传染了百日咳。

---

① Ralph Waldo Emerson，1803—1882，美国思想家、文学家、诗人。

淋巴阻塞症，哦，这听起来就像是一种老年病。如果分析原因，很可能是因为我整天从早到晚坐在桌前，没日没夜地赶剧本，这，已经是剧本的第28稿了。我认识的每个人都曾经警告我：千万别写剧本！他们说得对。至于百日咳嘛，据说染上它的概率是十万至二十万分之一，也就是说，比生下来就是两性人的概率还大10倍。我躺在床上，任不停流淌的汗水把睡衣浸得透湿。每隔五分钟，就是一阵猛咳，咳得我双目通红，眼眦暴裂，几乎要把整个肺都从胸腔咳出去。直到4月初，我才终于又可以和吉米尼坐在一起看电视，顺便再喝点儿葡萄汁了。顺便说一下，这是利维超市的新到货品——有机树莓汁和有机葡萄汁——之一。

德国电视二台 Frontal 21 节目正在报道德国屠宰场严重虐待牲畜的问题。每年，大约有20万头牛在宰杀时没有被实施麻醉。

“残忍，真是太残忍了，”吉米尼说，“我估计，我也得做噩梦了。”

我努力向吉米尼解释着这其中的关联：

“这，咳咳，这是，咳咳咳，因为，咳，因为螺，咳咳，螺钉枪。”

螺钉枪可以把一根7至11厘米长的螺钉打进牛的颅骨。用这种方法杀牛并不牢靠，关键是，它并不能做到一枪致命。但是，这本来也不是它的目的。螺钉枪的任务，只是在真正屠宰前对牛施行麻醉。如果一切顺利的话，螺钉击中颅骨时的强大冲击力，会使牛短暂丧失意识，而螺钉穿过颅骨进入脑部后，还将使大脑的无意识、无知觉的状态得到延长。这样就可以保证牛在重新恢复意识之前，便已通过下一道屠宰程序，而身上的血也早已流干。也就是说，它还没有苏醒，就已经死了。过去，人们在射完螺钉枪之后，再用一根细长的棍子从伤口捅进牛的颅骨，一直插进牛的脊椎，再来回捅几下。这样，牛肯定就不会苏醒了。之所以要对牛实行这种所谓脊髓破坏术，并不完全是出于动物保护考虑，而主要是为了避免被牛踢伤，因为这只重达600公斤、被一条腿吊起来的庞然大物一旦在屠宰过程中突然苏醒，肯定会痛得乱踢乱蹬。在疯牛病流行的那一年，为了降低大脑和脊髓内的病菌向肌肉转移的风险，这种脊髓破坏术在欧盟国家内被明令禁止。自此之后，麻醉或放血法的缺陷以可怕的方式呈现在人们眼前。如果螺钉枪维护不当，如果射钉略微走偏，或者说，如果在关键一刻，牛因为害怕而稍稍扭一下头，那么这头麻醉不足的牛就很可能在屠宰流水线上突然苏醒，头朝下倒挂着，眼睁睁看着屠刀切入自己的脖颈或前胸，把动脉血管活生生切断。最可怕的是，如果某位挣计件工资的屠宰工不按规定等血放完，就手脚麻利地把牛推入下一道工序，那么这头牛还会有幸看到自己如何被肢解。这一过程包括割掉耳朵，切断前腿，抽出食管并打成结。

“我，咳咳，我在YouTube上，咳，看过一个视频，有一头牛被切断腿的时候，还蹬了一下。”

“别说了，”吉米尼说，“再说，我就要吐了。”

猪在屠宰的时候，不是用螺钉枪，而是用气体或电钳麻醉的。如果麻醉效果不足，后果并不会像杀牛那样严重。最大的隐患是所谓断喉工，准确地说，是断喉工的工作环境。平均每小时，有1500头猪将通过流水线从他的面前经过，他必须在2.4秒时间内，切断猪的动脉。切错位置，甚至漏掉一头猪的情况，都是有可能发生的。2009 年，全德国的屠宰场共宰杀了 5600 万头猪，而错误率仅有百分之一，其比例之低的确令人惊叹。但是算一算，这一数字毕竟意味着 50 万个个体。也就是说，每年有 50 万头猪在褪毛过程中苏醒，然后眼睁睁地看着自己被开水烫得皮开肉绽。每一天在德国，都有 1370 头猪以这种残酷野蛮的方式被虐杀。从理论上讲，我们目前经历的每一分钟，都有一头猪正在被折磨致死。事实也是如此。当然，这一切并不是合法的。

但是，监督同样也不存在。实际上，这些问题本来是可以避免的。有一种专门的机器，可以用来检查放血情况，并以此确认猪的死亡。可是，这些都是要花钱的。

从电视上看，动物保护组织大概又在呼吁发起签名和抗议活动，要求政府加强监督。早在 2001 年，当屠宰场禁止实施脊髓破坏术，这一问题首次被媒体曝光后，动物保护组织便曾发出类似呼吁，但并未得到任何结果。其实，只要采取一种简单易行但却绝对有效的办法，就可以迅速制止这些残忍事情的发生。德国每年人均消费 60 至 88 公斤肉（数据因来源不同而存在差异），如果用鸡来计算，这一数字相当可观。假如我们能采取这一办法，那么每一年，就会有不计其数的动物免遭囚禁、迫害和虐杀，而为此，我们甚至连一封抗议信也不用写。

电视报道中并没有提到的，是禽类宰杀过程中的麻醉缺陷问题。德国每年大约有 6 亿只鸡被宰杀，在宰杀前，这些鸡被倒挂着，经过一个通电的水池。这究竟是哪个聪明人拍脑袋想出的鬼主意？哎，跟你说，我有个好主意：咱们把活鸡捆上脚挂起来，让它脑袋泡进水池里，然后，咱们再给水通上电。

因为鸡——当然也包括鸭或者火鸡——总是不停地扑棱，因此，据艾伯特·史怀哲基金会推测，每年至少有2000万只鸡在经过水淹程序后并没有完全麻醉，甚至根本没有麻醉，之后，这些鸡在意识清醒的状态下被割断喉管。为此，人们把禽类养殖协会、养猪户、屠宰场经营者和政客视为责任人，要求他们采取措施，改变这种状况。但是，不知什么原因，从来没有任何一个人想到过一个更简便的方法，用自己的肩膀承担起责任，这就是：放弃吃肉。这就像是一个人看到另一个人马上就要淹死，却只是激动地大喊大叫，责备推人入水的人是如何残忍无情，却不知道伸出手，把落水者拉出来。

“你还记得那年二噁英丑闻曝光的时候，人们是多么震惊，多么气愤吗？”我对吉米尼说，“还有疯牛病，那些人明明知道牛生了病，还把牛宰杀以后拿到超市里卖。”

“他们不是有意的吧？”吉米尼说，“这些人一开始并不知道，牛到底出了什么问题。”

吉米尼对这个世界的阴暗面毫不知晓。可是，我知道。

“谁说的？”我以炫耀的口气说道，“1988年，当政府决定对被传染疯牛病的牛实行百分百赔偿的时候，报告的病例转眼间多了一倍。由此我们完全可以推测，在此之前，有一半病牛已经流入了市场。所有肉食消费者都天真地相信，这个依靠虐待动物，咳，咳，牟利的行业，突然良心发现，咳咳，变成了一群冠冕堂皇的正人君子。”

“两个月前，你也还是个食肉者呢。”吉米尼说。

一阵剧烈的咳嗽，暂时打断了我们两人之间的谈话。

“食肉和犯罪，这两件事是相互关联的。你难道听说过，有什么‘生菜黑社会’吗?”

“当然,”吉米尼说,“我想肯定有。”

“我才不信呢。但是，英国肉食业黑社会，俄罗斯肉食业黑社会，比利时肉食业黑社会，德国肉食业黑社会，统统都有。这些，还只是我听说过的。说不定，每个国家的肉食行业，都有一个自己的黑社会。摩纳哥也许除外。你还记得吗，1995 年，比利时的肉食业黑社会指派杀手杀死了一位兽医，就因为这个人发现了黑社会非法买卖激素的线索。”

“我上床看书去了，我可不能再听这种故事了,”吉米尼说，“晚安。”

这一夜，我又失眠了。过去一段时间，这种情况在我身上总是频频发生。也许是因为戒肉，或者因为咳嗽，另外，也是因为对爱犬布利的思念。我始终无法适应，当我开车的时候，再没有它趴在旁边的座位上，淘气地把下巴搁在挡把上，害我没法换挡。此时此刻，当我睁大双眼、毫无睡意地躺在床上，望着眼前没有尽头的一片黑暗时，我不禁又在想，眼下，在世界各地的饲养场、屠宰场和试验室里，正在发生着什么。在人生的经历中，我曾经有过许多令人绝望的发现——父母不是完美的，爱情是转瞬即逝的，我这辈子大概永远也不可能开着敞篷跑车、长发飘飘地在巴黎的街道上飞驰，但是，这一切与眼下的经验相比都望尘莫及：在超市、药房这些明亮可亲的世界背后，隐藏着一个肮脏无情的“痛苦制造厂”，一个地狱。在那里，动物是被欺凌的对象，而人类则是凌辱和迫害它们的魔鬼。这一刻的我，就像是吞食了影片《黑客帝国》中的真相药丸。“这里有两颗药丸，由你选择。服下蓝药丸，一切都将和以前一样，你仍然相信你希望相信的，而不必去了解你的消费行为给人类和动物带来了哪些后果，任何人，都不会为此谴责你。服下红药丸，你就会得知真相。真相，我能够给你的只有真相，再无其他。我不能说，你的生活将就此变得轻松，而只能说，这就是真相。一旦你做出选择，便再也没有机会回头。”

我突然明白了，为什么大多数人都会选择蓝药片。

在生病期间，我几乎每天下午都在不同的电视频道之间穿梭，在迷迷糊糊的高烧中，看了一部又一部关于动物的纪录片。地球上总共生活着7900多万种动物，但奇怪的是，我家电视里播放的纪录片，却统统讲的是鲨鱼、鳄鱼和非洲猎豹如何捕食斑马和羚羊，或者是关于虎鲸的故事。

影片一开始，是两头虎鲸在宽阔的海面上欢快地腾跃，接下来镜头一转，只见一头虎鲸拍打着水花，皮肤无光，背鳍低垂，没精打采地在海湾里游动。这是电影《威鲸闯天关》里的动物明星Keiko早年留下的镜头。当年，为了让它重归自然，人们曾花费2000万美元购置直升机，雇用看护人员，修建喂食池。但是，Keiko却最终死于肺部感染。环保组织对此颇有指摘，认为把这么多钱花在一只动物身上很不值，这些钱足以拯救数百只其他海洋哺乳动物。我倒觉得这没什么。如果人们花2000万美元去拯救3名被埋在矿井里的工人，而不是用同样的钱去帮助几千名遭受饥荒的儿童，我觉得也一样无可厚非。甚至我认为，就算有人拿2000万美元去拍一部关于外星怪兽的故事片，也不值得大惊小怪。在讲述完明星虎鲸的悲惨命运后，镜头回转，两头在海面上自由畅游的虎鲸又一次出现在画面上。嗨，看看它们有多自在。这时，它们正竖直背鳍，像两道犁一般划破宽阔的洋面。它们正在捕猎。几个镜头闪过后，只见这对虎鲸已经发现了猎物，是一头蓝鲸仔。捕猎者从后面一跃而上，试图用健硕的身躯把小家伙扑入水中溺毙。每次当它们从水中跃起身子，扑向蓝鲸仔时，都能看到它们的皮肤在阳光照耀下闪闪发亮。这场生死追逐整整持续了6小时。持续6个小时的虐杀。随着对那番场景的想象，我对Keiko的同情不由得大打折扣。也许那2000万美元，当初还是花在别的地方更好一些。另外，也许我们还可以换个角度，从小鱼的眼光来看待这件事。蓝鲸仔在长大之前，每天大概要吃掉20万只小鱼。一头抹香鲸有时候一天要吞掉400万只小虾小蟹。虽然它不会把它们嚼得粉身碎骨，而是把它们一口吞入腹中，让它们在胃液里慢慢窒息，再一点点被消化。这和伊格鲁船长①把捉到的鱼扔到冰块上冻死，或把活蹦乱跳的虾扔进沸腾的开水锅，并没有什么分别。人和动物，都是些可怕的家伙。我想，我还是更喜欢植物。也许我应该攒钱买个维多利亚时期的玻璃屋，在里面种满各种千奇百怪的藤藤蔓蔓。可是到时候，说不定我又会脑子一热，想出什么新主意。

---

① Käpt'n Iglo，德国1980年代食品广告片中的角色。

我已经接连几个星期没有骑着我的骡子本佐出门散步了。一来是雪太厚，二来是因为这讨厌的百日咳。我的两腿仍然软弱无力，而且说实话，只要我一想到骑在本佐背上的感觉，就心里发虚。去年我才开始训练它，用所谓糖果法。每次当它正确完成了某个动作，就会得到一根用粮食压成的圆柱形“棒棒糖”。一开始，训练显得颇有成效。不到两星期，我已经可以骑着它，沿着公路来到邻近的跑马场，在跑道上来回兜圈。问题只有一点麻烦：本佐什么时候能把动作做对，再扭过身找我领赏，全凭它的兴致。只要有人拎着草料桶从跑道边走过，事情就会变得一团糟。本佐要往草料桶方向奔，我却想让它朝前走；它极力想挣脱缰绳，我却狠狠用马刺踢它的肚子。两秒钟之后，我已经仰天躺在沙地上，屁股上印着一只蹄印，眼前是一匹气得发狂，一边咆哮，一边朝四脚朝天的我不停挥着蹄子的疯兽。当我终于被人从地上架起，由两人搀扶着一瘸一拐走出跑道时，从远处传来一声高喊：“宰了它！”

从那以后，我对骑马的兴趣大减。其实，是因为不信任。有时候，哪怕我只是牵着它溜达，它也会突然挣脱缰绳跑开去。而且总是在同一个地方，以至于我每次都有了防备。尽管有了防备，阻拦它却是不可能的。它一跑开，就会颠着小步，或者踏进刚刚返青的麦田，或者冲进邻居鲁尼的花园，在里面蹓几圈，再一颠一颠地跑回来。然后，它就会乖乖地任我牵回家。好像它这么干，不过是想让我明白，别指望能由着自己的性子使唤它。

这次，我在缰绳上接了一截铁链，安在本佐的笼头上，就是人们所说的牡马链。使用它有两种方法。通常，人们把铁链装在马的鼻孔上方，顺着两侧鼻骨拉到下面。这样，就会给马带来不适的压力。嗯，具体讲是这样的：如果猛地向后一拉，马就会感觉到强烈的疼痛。如果有人想尝试体验一下这种感觉，可以把铁链勒在自己小腿的胫骨上，然后使劲拉。还有一种办法，是把铁链拴在马嘴下面，套住柔软的下巴颏，因为这种方法的效果更加刺激，所以只有拥有丰富实际经验的职业驯马师才允许使用。这些，都是我从手边的一堆驯马教材当中的某一本里看到的。我选择的办法是：用铁链从上勒到下，再由下勒到上。我不是职业驯马师，但我同样拥有丰富的实际经验。过去两周，本佐已经把鲁尼的花园踩平了三次。很遗憾，那是我遛马的必经之路。我实在不知道还能指望自己被原谅多少次。

我牵着本佐，渐渐接近鲁尼的花园。本佐突然挣开缰绳，似乎根本没有意识到铁链的存在。我只能拼尽全身力气拉住它，结果却只拉断了自己的一根手指。唉，我现在不仅有百日咳、双侧踝关节慢性韧带炎、淋巴阻塞症，还有一根断掉的手指。顷刻之间，本佐已经甩开蹄子，又一次纵身越过园子里的花池。在奔跑中，它的腿无意间踏住缰绳，扯动另一头的铁链，兜住鼻子往后狠命地一勒。可是，它看起来却好像满不在乎。这哪里是一头骡子，这分明是一头600公斤重的斗牛犬。

第二天，我把一根8米长的套马绳系在鲁尼家花园对面的大树上，用安在一头的弹簧搭扣套住本佐的笼头，然后牵着它，若无其事地从树前走过。“呼”的一声，本佐果然又一次挣脱我手中的缰绳，扬蹄奔了出去。套马绳在它身后飞起，甩向空中。当绳子陡然间拉直的一刹那，我突然意识到自己很可能犯下了一个不可饶恕的错误。拽动的铁链会不会扯碎它的鼻子？或者害它马失前蹄，摔成个残废？所以，当我看到它脚下没有丝毫停歇，一头冲进鲁尼家花园时，心中大为宽慰。我捡起地上的缰绳。弹簧搭扣变了形，像一根弯曲的铁丝。这哪里是一头骡子，这分明是一辆坦克！

次日，我拉着运马的拖车，来到了一处养马场。驯马仓里关着的，都是清一色的马术表演马和障碍赛马。负责驯马的年轻姑娘走到本佐面前，大声打了个招呼。本佐一进驯马仓，便低下头，一门心思吃起了草料，直到我走，也没再抬头看我一眼。说实话，到现在我还没有想明白，就这样一连几个星期把它交给陌生人看管，到底对不对。这段时间，电视里整天都在报道教会学校里发生的虐童事件。我钻进车子，启动发动机，却没急着上路。就在这时，从马场方向传来一声凄厉刺耳的长嘶，除了骡子，没有什么动物能发出这样的声音。那是生锈的水泵和消防车鸣笛声的混合体。当我往马圈跑的时候，本佐正拼命想从马仓的窗户往外爬。它被换到了一个新的驯马仓——一个没有窗户的马仓。伴着本佐凄惨的嘶鸣声，我开车上了路。

吉米尼正在家里焦急地等待着我。她在花园里，发现了一条可怕的又肥又大的水蛇。上个星期，池塘里的鱼一天天减少，到今天大概已经少了一百条。虽然我知道，这笔账不能全算在这条水蛇的脑袋上，但这并不妨碍我现在想扑上去，把它的脖子一把扭断。我的可怜的鱼儿啊。这一刻，我突然变成了一个偏心的人。那些和我生活在同一个屋檐下的动物，理所当然拥有优先权，因为我有保护它们的义务。虫子的权利是重要的，但是我仍然要每年给猫杀两次虫。我不管到底是水蛇还是某种珍稀的野兔吃掉了我的廉价金鱼，只要我抓到它，就要给它点儿颜色瞧瞧。

吉米尼和我拎着抄网，绕着池塘向草丛摸了过去。

“那儿……就在那，那灌木底下。别，别叫我，你去，你，你，你去……”

那爬虫倏地溜进了池塘，优雅地扭动身子，没入水中。我眼疾手快地伸出抄网，把它一把抄了起来。

“小心！它正往，往外爬呢……哎，别，别朝着我，我这边……把它弄到别处去……瞧，它又爬出来了……”

我用力抖动抄网，水蛇一次次被甩到网底。可这个身手敏捷的家伙不用几秒钟，就又爬到了网沿。我终于把网子拖到了草地上，然后赶紧用两只脚踩住网口，免得它趁乱溜出去。谢天谢地，这天我穿的是澳大利亚 Blundstone 牌加厚胶皮靴。

“现在怎么办？”吉米尼问，“反正我绝对不碰它。”

“嗯，我也不。”我说。

看着蛇在网子里惊慌失措地挣扎，拼命想往外逃的绝望模样，我瞬间消了气，同时也打消了对它处以极刑的念头。

吉米尼找来一只盛洗马用具的塑料箱，但她死活不肯帮我把蛇赶进箱子。

“不，我绝不碰它。”

“那你至少得把箱子打开吧？”

我又一次用力抖动抄网，直到我认定那家伙已经被我抖得七荤八素，然后把蛇连同网子一起扔进箱子，再“砰”的一声盖上。当然，大半个网子和手柄还露在外面，但我和吉米尼好歹不用手抓，就能把这条蛇用汽车运走了。剩下的唯一问题是，把它运到哪儿。无论如何，我不会再把它送入另一个池塘。我可不想在自己的手上，欠下成百上千条青蛙和甲鱼的命。最后，我们开车把它送到了一处或许并不十分适宜水蛇生存的地方，一片密林的深处。这里距最近的湖，大约有两公里远。但是，当我掉头返回时，心里却有些不是滋味。也许我选的这块地方，会把这条水蛇活活饿死。抑或它的意志力足够顽强，以致不畏长途跋涉，最终抵达它的理想之地，那样的话，我还得为无数青蛙和小虾小鱼的死担负罪名。唉，看来做坏人比做好人简单多了。如果一个人一心想做坏事，可谓招之即来。而对一个想做好事的人来说，良好的愿望却未必能带来良好的结果。不久前，我刚刚买回来三只母鸡给皮普西做伴，就在报纸上看到一则消息：在蛋鸡饲养场，所有公鸡刚一孵出蛋壳就立刻被杀死。这么说来，如今皮普西正生活在一片禁猎区里，身边还有三只母鸡陪伴。很多人以为，人们可以把公鸡养大后吃肉，但实际上，人们会选择另一个长得更快的品种作为未来的烤鸡原料。那些降生在蛋鸡饲养场的毛茸茸、嫩黄色的小公鸡仔，要么是被煤气杀死，要么被传送带卷进巨大的绞肉机里绞碎。我买来的这几只母鸡，每一只都有一个公鸡兄弟被活活绞成肉酱。正是我的购买行为，在推动这些绞肉机吱吱嘎嘎地转个不停。况且，皮普西对新来的三个姐妹似乎并不欢迎，或许它觉得眼下更重要的事，是把她们的脑袋一个个都啄得稀巴烂。

三天后，当我和吉米尼来到驯马场看望本佐的时候，它的神态看上去似乎根本不认识我。它站在一只驯马仓里，面无表情地从我手中叼走我递过去的萝卜，然后抬起头，目光越过我，望着我身后通往马场的小路。驯马姑娘告诉我，每天上午她都会带着它和其他马一起去散步。马群中的一匹白马对它一见钟情，主动承担起保护它的责任。她说，本佐在这儿待得很开心。我伸出手，轻轻地抚摸着它长长的耳朵。以前，它总是喜欢我这样摸它。可是，现在它却把头一闪，目光仍然盯着我的身后。那副模样与其说冷漠，不如说是自闭。

我坐在厨房里，手上拿着一份《时代周报》。报上写着，4月20日，“深水地平线”钻井平台发生原油泄漏事故，80万升原油流入墨西哥湾。吉米尼在一边煮茶。突然，她停下手中的动作，用沮丧的目光望着我。

“唉，你说，如果我们从5月份开始不能再吃奶制品，那我喝茶时连奶油也不能放了啊？”

吉米尼的老家是阿默尔兰①，离东弗里斯兰不远。那里的人整天离不开茶，而正宗东弗里斯兰红茶在喝的时候，必须要加冰糖和奶油。

“看来是这样，”我一边说，一边翻开报纸的经济版，用手把报纸拂平，“可是，从来也没人逼你陪我一起戒。你知道吗，肉食和奶制品行业的排放占温室气体总排放量的18%，如果你觉得这些都无所谓的话，你尽管像以前一样生活好了。”

---

① Ammerland，德国下萨克森州西北部的小镇。

“我说的只是茶，”吉米尼不满地嘟囔着，“其他都没问题。可是如果喝茶不放奶，那简直不是人过的日子。”

“18% 啊，”我冷冰冰地答道，“这比汽车和飞机的排放量加在一起还要多。”

说实话，当我决定开始自我实验的时候，也很难让自己相信，肉饼和高达奶酪居然会是气候变暖的帮凶。当然，这件事我以前也曾有所耳闻，但却是一个耳朵进，一个耳朵出。此后，我开始认真阅读这方面的文章。目前看来，科学家几乎一致认为，以食品生产为目的的畜牧养殖业是造成人类所面临的最严重问题——饥饿、环境污染、土壤破坏、水资源过度消耗、生物多样性减退以及气候变化——的主要原因之一。不仅是因为饲养场的粪便堆积，而更重要是因为，人们为了种植发达国家畜牧业所需要的饲料，对热带雨林进行大肆砍伐或焚烧，使这些二氧化碳的“过滤器”受到了严重破坏。即使一个人并不关心屠宰场里面的鸡、牛、猪、羊的命运——它们终归只是动物，而且味道不坏——但是如果眼看着这个美丽的星球正在以全速奔向绝路，他或许也会心有忌惮。国际气候变化委员会（IPCC）发出倡议，发达国家的居民应当以素食为生。荷兰则把目标稍稍调低了一些：政府建议百姓将每星期当中的一天定为素食日。这虽然不过是杯水车薪，但它说明，越来越多的人已经认识到，放弃肉食并非是某些异想天开的人拍脑壳想出的歪主意，而是在为未来几代人考虑的情形下，不得不面对的一种选择。

“反正我已经很多年不吃肉了。”吉米尼委屈地说。

“但是，”我无情地反驳说，“气候委员会肯定也想建议人们同时放弃奶制品和鸡蛋，他们只不过没敢这样做。”

说到底，有机食品的发明也还是不久前的事。如果有更多的人选择有机鸡蛋，或者偶尔买一块有机肉排，已经足以令人欣慰了。但遗憾的是，有机牛或有机鸡的粪便同样也会对土壤和地下水造成污染。我的身为农业部长的姐夫甚至说，有机养殖业给环境带来的破坏，比大规模养殖场对环境的影响还要严重。当然，他的话未必可信，因为他同时也说过，如果我想参观大型屠宰场，只要打个电话就行。但是，这种说法或许不无道理，因为如果一只牲畜没有被高能饲料在短时间内催肥，那么它的寿命必然要长一些，其制造的粪便和沼气自然也更多。关于沼气，眼下是一个热门话题。成千上万头牛每天不仅呼出成吨的二氧化碳，而且它们的肚子每天还要制造 20 至 25 倍的有害沼气。虽然这听起来很可笑，但是那些消化不良的牛通过打嗝或放屁排出的沼气，的确是造成地球变暖的一个重要因素。

“全世界没有哪个政府敢禁止人们吃肉，”吉米尼说，“如果这样做，肯定会引发一场革命。”

“也许可以效仿一下禁烟的办法。先大幅度提高肉食品的税收，然后说不定哪一天，到餐馆吃饭的人，如果谁想吃肉排，就得端着盘子到门口或门外去吃。”

“好吧，”吉米尼说，“一开始他们肯定很不开心，到后来，他们就会发现，吃肉原来是个社交的好办法。”

她打开冰箱门，四下寻找着装奶油的小罐子。

“哎，这是怎么回事？”

我抬起头，望着从冰箱门里透出的隐约蓝光，我以为她说的是猫食罐头，因为到现在，我还没有把猫食换成有机的。可吉米尼手指的方向，是我新买的酸奶。

“怎么啦？”我说，“还有三天呢，我怎么也得和我原来那些老朋友好好告个别吧？”

“这些是你的朋友？”

“当然啦，它们原来都是我的好朋友，那时候，我还不知道它们跟犯罪有关系呢。”

吉米尼拿出一罐从阿尔迪超市买来的撒着可可粉的樱桃酸奶。

“这根本不是有机的！”

我无语地低下头。

“你又不是不知道，这东西多让人发胖！”

这个问题我倒是并不担心。在有机饮食阶段增加的 4 公斤体重，通过这段时间吃素，已经彻底减掉了，虽然我每天吃的素食，也都是有机的。

八 5月——纯素食

我的母亲哪，我有祸了！因你生我作为遍地相争相竞的人。

（《圣经·耶利米书》）

计划目标：拒绝一切动物制品，无论饮食还是穿衣。

父母来探望我，我陪他们一起去湖畔餐厅吃饭。我们坐在靠湖一侧的阳台上，从这里望出去，沙米策尔湖的美景可以尽收眼底。

“你想吃什么，就自己点吧。”父亲说。

说实话，和父母一起生活的那些年，我们过得都不轻松。我相信，我这个做女儿的一定害他们吃了不少苦头。他们忍耐了那么多年，如今终于可以享享清福了。当然，我也是一样。

“好的，可我现在改吃纯素食了，只要能找到我能吃的东西，就谢天谢地了。”我说。

刚刚翻到“当日推荐”一页，看到上面的各式芦笋菜品，我就发现事情不妙。离开蛋黄酱的芦笋，就像是没有星形标志的奔驰车，或是没有性爱的婚姻。可是，蛋黄酱的主要原料是奶油，很多很多的奶油，还有鸡蛋。每一样都是禁忌。

“你就不能克服一下吗？”母亲问。

“这可不是克服的问题，这件事关系到剥削和杀戮，”我激动地说，“知道黄油怎么来的吗？那些奶牛每天都得把自己的奶贡献给人，两三年之后，再被人宰杀。小牛一生下来就被拉走，过几个星期或几个月，也一样被人杀掉。想想看，把婴儿从母亲身边夺走杀死，就为了把本来给小牛吃的牛奶挤出来，拿给人去享用。这多让人恶心！”

“我得先去打一针。”母亲说。她有糖尿病。她的母亲有糖尿病，她的姐姐也有糖尿病。可以想象，如果我不能有效控制体重的话，等待我的将是什么命运。以前，母亲一直靠吃药来维持。打胰岛素针，是新近才开始的。她把注射用的器械，装在一个金色的小包里，随时带在身上，就像一个很讲究品味的瘾君子。

“还有，糖尿病和奶制品也是有关联的。”我冲着她的背影喊了一句。话一出口，我就后悔了。我真没必要这样。刚刚和父母在一起待了不到半小时，我又变回了原来的模样，一举一动就像个 15 岁的孩子。

“一头奶牛平时每天最多产 10 升奶，”我接着给父亲上课，

“因为一头小牛，每天只需要这么多。可是现在的奶牛，每天产奶量是这个数字的3倍，甚至5倍，或者更多。这样一来，奶牛当然就被榨干了，甚至会生病，乳腺炎、胃病、骨骼疾病……奶牛是受人类剥削最严重的一种动物。”

父亲手里举着菜单，抬起头，从老花镜上方向我抛来无奈的一瞥。这目光，让我顷刻间仿佛又回到了少年。

母亲回到座位时，我正在向服务生描述自己点的面条有什么忌口：

“不要黄油，不要奶油，不要奶酪，不要牛奶，不要蜂蜜。顺便问问大厨，你们用的面条里面加没加鸡蛋，如果有鸡蛋，我也不能吃。”

母亲的神态告诉我，我这样没完没了地刁难人家，而不是随随便便点个菜，让她觉得很没面子。

“你怎么连蜂蜜也不能吃啊？”母亲抱怨说。

“这属于窃人财物，”我认真地说，“为酿那些蜜，成千上万只蜜蜂得忙活几个星期，甚至几个月。它们要飞8万多公里，采200万朵花，才能酿成1斤蜂蜜。可你呢，把勺伸到瓶子里一挖，再往面包上一抹，就把几千只，哦，几百只蜜蜂一个星期的劳动成果给报销了。你觉得这样做对吗？”

“蜜蜂自己会发现吗？”母亲问。

“根本不是这个问题！如果你们旱冰俱乐部的账是一笔糊涂账，谁都不知道上面有多少钱，你也不能乱花乱动吧？不能因为没有被发现，偷窃就变成了一种符合道德的行为。”

“还有火腿，”母亲又问，“火腿面包你至少能吃吧？”

父亲一言不发地盯着面前的盘子。

改变原有习惯的确是件令人纠结的事，但是纯素饮食并不代表着必须放弃什么，而是意味着有意识地享受和对新事物的体验，这是纯素食主义者的说法。对我来说，纯素食意味着，我必须每次在超市待上几个小时，站在货架前，仔细研究商品上的每一种成分。一般情况下，我总是在排除 27 种纯素成分——转化糖浆、玉米淀粉、酒石酸、大豆卵磷脂、小麦粉、碳酸氢钠、可可脂——之后，才发现里面还含有奶粉、蛋白粉或明胶。也就是说，我不能买。我拿起一包包小熊橡皮糖，仔细辨认着。结果无一例外：当我辛辛苦苦确认，里面不含奶粉或明胶成分后，就会看到最下面的一行小字："采用蜂蜡做防潮处理"。我已经下决心，不再偷蜜蜂的宝贝了。看来，只能先和橡皮糖告别了。

更可怕的是，三个星期前，医生刚刚建议我配一只老花镜。我一直是个近视眼，就像鼹鼠一样，角膜弯曲度严重异常，还有双侧 10D 散光。可就在不久前，我在看书的时候，眼神还犀利得像只山猫（一只识字的山猫）。现在，就因为整天要研究商标上那些让人头疼的小字，害得我年纪轻轻就变成了一个两眼昏花的老婆婆。这不仅是对我的自尊心的极大伤害，而且它还不时提醒着我，原来自己也和尘世间万物一样，永远逃不掉死亡的命运。身体各部位的零件，就这样一件件报废，然后被替换，先是老花镜，接下来是塑胶股骨头，直到有一天，再换什么都已无济于事。

可眼下，我实在没有兴趣去眼镜店配今生第 18 副眼镜，于是，我索性拐进超市，先去给自己买一包"奇迹"牌通心粉。哎，等一等，我这是在干什么啊？"奇迹"通心粉百分百不是纯素的，因为里面的芝士粉调料包。我只好叹口气，把它重新放回货架。我又换了包普通（不含鸡蛋）的通心粉和一罐配面条吃的有机番茄酱，然后把眼镜摘下，戴上简易老花镜，仔细辨认番茄酱商标上的成分表。OK，通过。令人欣慰的是，超市水果柜台刚到了新鲜的水蜜桃，每公斤只要 1.29 欧元，真是不可思议。

吉米尼决定这两个月陪我一起吃纯素食，出于仗义。但我总有些怀疑，她是担心在我面前，失去自己一贯的道德优势。不过，能有人和我一起分享酸豆乳和素肉排，我还是很开心。为了表示友好，我递给她一只桃子。

“这东西肯定已经绕了半个地球了。”吉米尼嘟囔道。

“嗯，这倒是，”我说，“不过，你想想看，5 月份能吃到新鲜的桃子，这是多么奢侈的事！”

吉米尼交叉双臂，抱在胸前。

“这种奢侈宁可不要。”

我咬了一口桃子。

“奇怪，怎么从来没人抱怨长途运输香蕉的事，”我说，“好像大家都觉得，香蕉就是这样一种必须漂洋过海才能吃到嘴的东西。”

吉米尼用鄙夷的目光望着我。我三口两口把桃子吞下肚，扔掉桃核，把手洗干净。既然吉米尼仍在目不转睛地盯着我，我索性又拿了一只桃子吃，然后又洗了一遍手。

“好吃吗？”吉米尼问。

“不，难吃死了。”我说。

好吧，桃子吃完了。它们确实是桃子，如假包换。可是，它们虽然有桃子的外表，却完全没有桃子的味道，甚至连接近的意思也没有。确切地说，它根本就不像是一种能吃的东西，而更像是浸透了水的刨花。

我把桃子放在窗台上。一星期之后，桃子大部分都烂掉了，仅存的没有腐烂的部分，或多或少有了些桃子的滋味。那些规模庞大、价格低廉的超市总让人产生一种错觉，以为我们可以随时随地，买到任何一种自己想吃的东西。但是，我们花钱买到的瓜果蔬菜，吃到嘴里寡淡无味；我们买到的速食品虽然味道不坏，却含有大量化学成分；我们买到的肉，往往是在可怕的环境中生产出来的，它把我们每个吃肉的人，都变成了为虎作伥的帮凶。

5 月的天气阴冷而潮湿。一泻如注的大雨——每平方米降水量高达 70 升——把大半个马略卡岛[①]变成了汪洋。在我们这边，情况也好不到哪里去。

“今年整个夏天，大概都会是这个样子，”吉米尼情绪低落地说，“当年我在露天电影院打工的时候，就遇见过这种情况。只要 5 月初是这样的鬼天气，整个夏天都别想再好起来。雨就这么下啊下啊，一直下到 8 月底。”

趁着天气恶劣出不了门，我干脆待在家里，手里拿着纸和笔，一间屋挨一间屋地转，把需要清理掉的物品记下来。对于一个逻辑思维能力健全的人来说，如果他出于保护动物的原因而决

① Mallorca，地中海岛屿，西班牙旅游胜地。

定吃素，那么总有一天他会扪心自问：我为什么还要穿皮鞋？即使他忘了这样问自己，也肯定会有一个穿着皮鞋的食肉者跳出来大声呵斥他："你这个表里不一的两面派！"

当然，对动物来说，当它们被杀死后，究竟是变成人类餐桌上的美食，还是被加工成皮带、皮鞋、皮包或是皮衣，这两者之间并无任何差别。面对表里如一的肉食者的质问，这位素食者或许会回答说：反正德国每年有350万头牛和5600万头猪被吃掉，用这些动物的皮来加工皮革制品已经绰绰有余，人们不用再为此杀死更多的动物。使用皮革制品虽然不会给动物带来额外的伤害，但是它至少是对动物缺乏尊重的一种表现。如果我脚上穿着皮鞋，这说明，我认为杀死动物是正常的。它显示出一种立场，即承认动物是一种物品——一种可以自由买卖、肆意剥削、无须顾忌其感受的物品。这种立场，正是纯素食主义者从根本上所反对的。因此，纯素食者不仅不吃肉，而且也绝不使用任何一种和动物有关的物品。

我决定从卧室开始。被子是羽绒的。羽绒并不是肉禽养殖业的副产品，而是一种与其几乎同等重要的致富手段。这些鹅正是因为身上的羽绒才被宰杀的——假如是先杀后拔毛的话。从中国、波兰和匈牙利进口的80%羽绒是从活鹅身上拔下来的，专业说法叫"采绒"，即采摘收获之意。从死鹅身上采绒，只能采一次。如果从活鹅身上取绒，可以每8周采一次，一只鹅在被宰杀前，最多可以采4次绒。女记者卡特琳娜·纳赫茨海姆（Katharina Nachtsheim）曾在《图片报》网络版对采绒的场景做过如下描述："他把鹅夹在两腿之间，把翅膀反剪。鹅嘎嘎大叫……然后，男人开始给那个可怜的动物拔毛，就这样活生生的，粗鲁，机械，无情。他用力太猛，把皮都撕破了。他喘口气，抹了把脑门上的汗，把手伸进衣兜，摸出一只破旧的针和一根线，用它们把动物的伤口缝上。没有麻药。他往草草缝合的伤口上洒了点儿工业清洁剂，算是消毒。瓶子上写着：‘剧毒’。然后，他把鹅随手扔到角落里。鹅趴在地上，无力地喘息着。男人站起身，又拎过下一只鹅。”

汉堡动物保护组织“四足”（Vier Pfoten）曾于2009年披露，下萨克森州的施维尔克（Schwerk）公司在北海德地区维施泰特市经营的大型养鹅场，多年来一直采取“活拔”方法采集羽绒。工人们把鹅连踹带踢赶进原本是给死鹅拔毛的拔毛机上，把哀声惨叫的鹅按到旋转的金属刀片下面。可以想象，这些鹅的感觉大概就像把一个人的头发一撮撮拔掉——而且是所有头发。此后，德国某大型羽绒加工企业发表声明，否认从该公司采购这种非法原料。在欧盟国家，活拔羽绒是明令禁止的。为什么检疫部门一直没有发现这一问题呢？检查和监管这类企业，原本是他们的职责。一大群光秃秃的鹅要想逃掉人们的目光，大概没那么容易。为什么每一次都要等某个动物保护组织进行暗访，这些问题才会被曝光？这种事，可真让检疫部门丢脸啊。

好吧，我决定下一步把所有羽绒被都换成化纤被或者棉被。

浴室：肥皂大部分都是用动物脂肪或骨头加工的，洗发液里很可能也含有类似成分。令人欣慰的是，自1998年之后，化妆品行业已经不再用动物做试验，但我仍然不能百分百肯定，口红里是不是不再有被晾干碾碎的胭脂虫。不用说，蜂蜜护肤液必须要马上扔进垃圾桶。牙膏往往也不符合纯素标准（因为里面的氟有些是用牛脂作为乳化剂加进牙膏的），维 C 粉里面含有乳糖，也就是牛奶提炼的糖。唉，这是为什么？为什么人们非要往每一种产品里都加进一勺奶，或是一小块动物的死尸？难道是为了帮助牛奶或肉食加工业处理下脚料？可是，为什么锌片里也要加明胶呢？总不能每生产一样东西，都得先杀死一头牛吧？

衣柜：鞋和靴子大部分都是皮制的。我找来一只搬家用的纸箱，把鞋子一股脑儿丢进去。但我偷偷留了两双。我知道，这样做显得我很没有决心。但是我想，恐怕并不是每一个吃素的人都能在一夜之间洗心革面，变成一个彻底的纯素食主义者。再说，如果我一下子把所有鞋都扔掉，剩下的就只有一双布面便鞋，一双胶皮靴，还有几双塑料拖鞋了。接下来扔进纸箱的，是所有皮带。还好，皮衣我只有两件。但是，有几只包的边边角角上也镶了皮。一件羊毛衫，一条丝巾——一股脑，统统扔进纸箱。还有一件 25 年前在跳蚤市场上买来的毛皮外套，是用水貂皮拼接的，上面的毛已开始脱落。 对了，这类毛皮制品似乎还违反了物种保护法，赶紧塞到纸箱最下面。

哦，上帝，还有全套马具：马鞍、马嚼子、马裤的外衬——全是皮制的。看来，要让自己彻底改变生活方式，变成一个纯素食主义者，其代价比我想象的高得多。这可不是简单地换个塑料马鞍的问题，我需要找一位专家，按照我家骡子和马的具体情况，专门为马鞍做调试。这种事，可不是那么信手拈来的。

这时，出版社的人打来电话。我在电话里告诉他，自己眼下正在做的事。

“别忘了你的古董书，那些书都是用骨胶装订的，”霍尔纳编辑说，“既然你自己不能留，干脆都送给我吧。”

“没门儿！”我大声咆哮着，“这事你要是不说，我就只当不知道。”

书架上，牛皮精装书也有不少。也许，我至少应该把它们挑出来，单独放到某个地方。我渐渐意识到，要让自己的生活全部达到纯素食主义的标准，两个月的时间恐怕太短了。最好的办法是把时间延长到4个月，在第一个月里，只要保证吃素，把皮衣清理掉，其他事情大体说得过去，我就应当满足了。

“好主意，”吉米尼蟋蟀说，“我早就觉得你那间‘停尸房’让人感觉阴森森的。”

她所说的“停尸房”是指我精心收藏的动物标本，其中的两件珍品一是河马的头盖骨，另一件是我在某著名猎手的遗产拍卖会上拍来的野猪头部标本。至今仍然令我耿耿于怀的是，当时没能把那条4米长的鳄鱼标本买下来。当然，从现在来看，没把它拍到手反倒是件好事，不然的话，它恐怕会令我更加难以割舍。眼下，与我珍藏的1米长的鳄鱼、华丽的鹿头、漂亮的绿头鸭告别，已几乎让我肝肠寸断。我决定把最珍贵的几件藏品收起来，把其他标本先卖掉一半。至于说，我是不是真有决心舍弃所有这些宝贝，还要等到我的试验结束之后才能定夺。我从墙上摘下一群大大小小的黑琴鸡，一只蹲姿的狍子和一对玩耍的狐狸仔，以纯素食主义者的目光仔细端详着。是什么人想到这样的主意，把死去的动物掏空，挂到墙上呢？不过，这对狐狸仔的模样真是可爱。这时，吉米尼走了进来。

“把狐狸掏空晾干，再做成玩耍的样子，这种想法真是太没品位了，”吉米尼说，“总不会有人想到把小孩做成标本，摆到客厅当装饰吧？”

吉米尼总是这样一语中的，并且不依不饶：

“你不是也没让人把布利掏空，做成标本吗？”

我告诉她，当年我曾在河内参观过经防腐处理的胡志明遗体。数千名参观者排成4公里长的队伍，在外面排上几个小时的队，就为了看一眼他们敬爱的革命领袖胡主席。他们一边向遗体鞠躬，一边失声痛哭。排在我前面的老太太在排队过程中的唯一消遣，就是向周围每个人使眼色，让他们低头看我的脚有多大。但是，在见到胡志明的那一刻，这个讨厌的老太太却顿时变得神色肃然，眉目之间充满了尊敬。

“把一个人的遗体做成这样，不一定代表不尊敬。”我说。

“你以为，胡志明自己会愿意把他的遗体这样保存吗？”

“他这人倒是并不支持个人崇拜。”这一点我不得不承认。我请吉米尼帮助我，把标本拿到 eBay 网上去卖。

“我觉得拿尸体做生意不好，你干嘛不把这些动物埋到花园里？”

“你疯了吗？它们从头到脚是被毒药泡过的，它们根本不会腐烂。我顶多可以试一试，看能不能把它们送人。”

令人意外的是，这些当初花费重金拍得的宝贝，居然没有一个人想要，连白送都不要。就连我的好友约翰内斯·施洛尔也对我的友情馈赠摆了摆手，可我分明记得他家的客厅里就挂着两只鹿头的标本。他说，最近刚生了个女儿，从卫生角度考虑，他已经把鹿头摘掉了。最后，经我好说歹说，才在作家同行舒尔茨那里给绿头鸭找到了新家，又在编辑埃斯特纳家里，把松鸦安顿了下来。剩下的动物尸体被我临时堆在了储藏室里，那间屋原来是我准备做客房用的，从现在起，它有了个新名字：蓝胡子的房间①。

我的天啊，这早饭可真让人发疯！没有一样东西有它该有的味道，况且饮食这件事，与人的习惯有着直接的关系。早餐是夹着蛋黄酱和黄瓜的面包，可那并不是真正的蛋黄酱，因为里面根本没有鸡蛋。难怪整个德国，才只有20万名纯素食者（乐观估计也不会超过45万）。吉米尼用勺子搅动着加了豆制炼奶的红茶，脸上的表情闷闷不乐。

“你看看这东西的样子！如果只是味道不对也就罢了，连状态都……”

“也许是咱们还没找到正确的产品，”我说，“咱们再找找，肯定能在什么地方找到味道说得过去的无蛋蛋黄酱和无奶奶油。”

对我来说，鸡蛋是件麻烦事。我不能再到超市去买鸡蛋，这是明摆着的。其实，不久前我也已经意识到，当初把那些母鸡买

---

① 著名法国童话，主人公蓝胡子是个杀妻恶魔。他把几任妻子的尸体统统挂在一个小房间里，然后把门锁上。

回家，是一种罪恶。想想那些被机器搅碎的小公鸡，每一只活下来的母鸡仔，都有一只死去的公鸡仔作陪葬。可是它们毕竟已经是我家的成员，而且我一直感觉，它们对我从鸡窝里拿走它们下的蛋，似乎并不在意。当然，这件事我没办法去向它们核实。但是，当我收拾仓库时，却发现在一堆干草里藏着70多个蛋。这显然是母鸡们背着我，偷偷下的“非法蛋”。这么说，它们对我取蛋行为的认可程度并没有我想象的那么高。管它呢，反正如果我不把鸡蛋拿走，这些蛋总有一天会腐烂发臭，说不定哪天会在哪只母鸡的屁股底下炸开花。现在，我只不过把取走的鸡蛋都送了人。其实，我最怀念的东西并不是鸡蛋，而是黄油和奶酪。我对植物黄油讨厌透顶。第一次吃到植物黄油，还是70年代的时候，当时我父母一时心血来潮想减肥，于是便买回来这个。吉米尼从柏林买来了一块纯素奶酪，我俩决定尝一尝。光闻味道就让人恶心。我俩每人都勇敢地切了一小片，放进嘴里。那味道很难描述，但无论如何都与奶酪毫不相干。

“活见鬼！”吉米尼嘟囔了一句。

我拿起整块奶酪，甩手扔进了垃圾桶。我才不要吃这种纯素的垃圾。可是，我也不想再像以前那样吃东西，唉，我简直搞不清自己到底想要什么了。我费尽九牛二虎之力，好不容易才让自己荣幸地成为这个星球上极少数人当中的一个，况且是在一个物质泛滥、应有尽有的国度里。我这是在干什么啊？我是个笨蛋，是个挖了坑给自己跳的蠢货。我甚至不能用酸奶和果料麦片替代难吃的黄瓜夹心面包，因为整张餐桌上找不出一种正经的酸奶，而只有吉米尼从有机公司买回来的难以下咽的白色酸豆乳。在有机专卖店里，也很难买到理想的纯素食品。虽然这里的纯素食种类比普通折扣超市多，但面包和点心却是例外。有机生产商在烤面包的时候总喜欢放黄油，还喜欢用蜂蜜来代替蔗糖。而我却已下定决心，坚决不再做偷蜂蜜的窃贼。

“你既然对什么都不满意，下次你干脆自己买得了。”吉米尼说。

“Veni-vidi-vegi”是柏林十字山区的一家纯素品专营店，规模就像一爿家庭经营的杂货铺。店里的商品除了纯素食品外，还有纯素鞋、纯素皮带、纯素日用品和纯素化妆品。另外，还有一些关于动物保护运动的书籍，甚至还有T恤衫，胸前印着一只羊的图案，下面是一排英文字：“friend，not food”（朋友，而不是食物）。当我在店里挑选货品的时候，吉米尼站在摆放着宣传品的陈列架前，翻看架子上的宣传册和折页广告。终于不用再费神地研究每一件商品的配料和成分了，这种感觉真轻松啊！这里卖的大部分食品，比方说，所有蔬菜、水果和面包，都是有机的。有几种饼干虽没有有机标识，但包装上写着希伯来文。对纯素者来说，这些文字之所以具有吸引力，是因为犹太饮食法。犹太饮食法禁止教徒食用肉食品和奶制品，不含肉类和牛奶成分的食品被称为“parve”（洁食）。对于那些喜欢喝酒、同时不愿违背饮食法的教徒来说，最重要的一点是，必须确认葡萄酒在酿制过程没有添加明胶作为过滤剂。这一点对纯素食者同样至关重要。正是出于这一原因，有机商店销售的大部分葡萄酒都不符合纯素标准。我拿了几包“洁食”夹心饼干，一包巧克力豆，两块用小麦蛋白制作的素肉排，还有面条和其他一些副食品，外加一本关于如何用素食喂养宠物的书。吉米尼挑了几罐蓝莓酸豆乳和一盒红甜菜做的面包酱，然后走到面包柜台，请店员帮她拿一只纯素面包。我问店员，是不是大部分面包都是纯素的。在普通超市的面包自选柜台，每种面包的成分一般都标在盛面包的塑料盒子上。除了牛奶面包、黄油牛角包和麦片面包之外，其他面包都应该是纯素的。

“是的，可是你不能完全相信那些说明，有些成分很可能没有写。另外，你不知道在烤面包的时候，烤盘上有没有抹黄油，这种做法是非常普遍的。”

这次采购的花费十分可观，比每次在有机专营店采购的支出还要多。问题仍然出在零食上。那包花花绿绿的巧克力豆从外表看就像是雀巢 Smarties 的山寨版，但价格却高达 3.85 欧元。还有每包 2.69 欧元的洁食夹心饼干，每 500 克 1.89 欧元的蓝莓酸豆乳，也都贵得让人心惊。另外，我还花 18.95 欧元买了一条“纯素”皮带。这是一条式样简单的黑色腰带，前面有一只方形的银色搭扣，它的手感和真皮没什么两样，就连背面的质地也和真皮差不多。那些“纯素”皮鞋也比我想象的好得多，从外观看，很像是著名休闲鞋品牌“Camper”。对我来说，大部分鞋的鞋型太圆太乖巧了。我左挑右选，好不容易挑中了一款黑色的半高腰皮靴，但却没有找到适合我的尺码，如果要买，必须专门到英国去订。

在回去的路上，吉米尼随手翻看着动物保护组织发放的免费宣传册。

“看来，鱼以后是钓不成了。”吉米尼沮丧地说。钓鱼是吉米尼的最大爱好。在我看来，她上辈子说不定是条水獭。现在，眼看着这条水獭再也无法享受捕鱼的乐趣，不禁让人心生同情。其实，她钓的鱼都是野生的，这些鱼之所以能够存活，说不定还要感谢各地钓鱼协会采取的放养措施。对这些鱼来说，吉米尼只不过是它们许许多多天敌中的一个，她给它们带来的恐惧和痛苦，并不比其他天敌更多。自然保护区里那些傻乎乎的白鹭，每天都要用它们的利喙刺穿无数条鱼的身体，可吉米尼呢，一年最多才去钓两次鱼，而且从今往后，恐怕连一次也钓不成了。而这一切都怪我，是我拉她陪我上了贼船，是我，剥夺了她生活中的一大乐趣。如何还给她这份乐趣，却已远非我的力量所能及。即使我有这份能力，我也无法肯定自己是否愿意这么做。因为说到底，钓或不钓，对鱼来说压根儿没什么关系。

吉米尼深深地叹了口气，又拿起一份“反对滥用动物庄园”的折页广告。

“念来听听。”我说。

吉米尼念了起来。除了名字之外，“反对滥用动物农庄”看来倒像是个蛮不错的组织，他们把解救的动物先在自己的农庄里养起来，而不是急急忙忙找个地方，胡乱打发出去。

“我们提倡纯素食主义的生活方式以及反物种歧视的思想观念，”吉米尼念道，“我们的目标不仅是保护动物，避免其受到虐待，而是彻底阻止人类针对动物的一切暴力行为。”

接着还有，“我们的农庄并不是一家没有任何立场、仅仅满足于为一些动物施舍口粮的慈善所，这种做法不啻于对虐待动物行为的一种纵容。”

在宣传材料的最后一页上写着，他们希望得到哪些帮助。

“由于反对滥用动物农庄的经营者只有两个人，因此我们迫切需要来自各界的帮助。农庄里的设施仍很简陋，需要投入大量资金用于改善。例如，马匹急需一处固定的冬季活动场所，需要修建篱笆，草料棚的屋顶有一处塌落，急需重新翻修等等。当然，动物还需要每日的食物、定期的兽医检查以及必要的蹄足护理……我们的愿望是，通过对农庄建设的投入，更好地满足动物的需求，使其能够在这里享受一种美好而没有束缚的生活。这一切只有通过经济和物质资助，或者项目捐款才能得以实现。然而我们并不希望，某些人为我们这里的动物提供捐助，仅仅是为了使自己对其他动物的直接或间接的迫害行为得到宽恕，以此使自己的良心得到平衡。对于一个非素食者来说，帮助被我们收留的动物，并不能使他的非素食生活方式得到纠正或变得合理。我们的愿望是促使人们尊重所有非人类动物，选择以纯素食为生。”

“本来还想捐一大笔钱给他们呢，哼哼，既然不要我这种人的钱，那只好麻烦他们自己亲手修理草棚了。”我说。

“这帮人满脑子意识形态，”吉米尼说，“典型的80年代思想。不过，他们说的也多少有点道理。”

最近一段时间，本佐渐渐适应了驯马场的生活，脾气似乎也不像以前那么乖戾了。可它对待我的态度，仍然还像不认识我一样。女驯马师告诉我，每次遛完马想带它回来，或者要把它从新伙伴身边拉开的时候，它总是挣脱缰绳跑掉。所以，现在每天早晨它都得待在驯马仓里，先把课上完。送它来这里之前，我原本希望能帮它改掉脱缰的坏毛病，但从目前情形看，也许唯一的办法只有说服自己，接受这匹烈马任性的怪脾气。不过，听说它在课上的表现倒是有很大的进步。我这次来，就是为了亲眼见证一下。

本佐被系上了驯马绳。也就是说，在马鞍两侧分别固定一根皮带，向前伸拉，穿过马嚼子上的铁环，再向上拉，然后在马鞍上方固定住。本佐硕大的头颅被拽得垂了下来。第一眼看到这番情景时，我心里一阵难过，那一刻我甚至想，干脆停止这一切，把它带回家算了。可是，看到驯马姑娘和本佐相处时的样子，感觉倒是很融洽。本佐乖乖地被她牵着，走进了旁边的驯马馆。我了解本佐，假如它自己不肯走的话，任何人都休想让它挪动半分。幸好训练课只有一刻钟时间。本佐像醉鬼一样，迈着杂乱的步子，摇摇晃晃地在场地上兜着圈子。

“它对平衡还没有完全掌握。”驯马姑娘一边解着绳子，一边解释道。本佐大汗淋漓，泛着泡沫的汗水顺着前胸一滴滴落下，就连两只耳朵，也浸透了汗水。

“它对表扬反应很强烈，”女孩说，“所以，表扬对它非常重要。”

我一时无语。但是，人类在养马过程的所作所为——捆绑、禁闭、役使、烙印和对公马的阉割——总让我不由自主地联想到虐奴。当然，作为一种现代休闲方式的养马，对这些马来说，最大的问题也许并不是被虐，而是无聊。想来，那些有性虐癖的人之所以把马靴、皮鞭和钉着铆钉的皮带当作必不可少的装备，并不是偶然的。养狗则完全是另一回事。养狗，就像是主动承担起照料一位好友的责任，虽然这位好友的需求未必能随时随处得到满足，但朋友终归是朋友。尽管我总是千方百计，想让自家的马和骡子尽可能过上最舒适的生活，但是对它们来说，我充其量不过是一位态度和善的狱监。

我俩坐下来喝茶。吉米尼站起身，到餐厅去取炼奶。突然，传来一声尖叫。

"快来！你赶紧过来看，这儿到处都是蚂蚁。"

我起身走到餐厅。

"你看这儿！它们从墙缝钻出来，然后顺着这里——就是你平时掏饼干时总往下掉渣儿的地方——往橱架上爬。"

我伸出手，从架子上的包装袋里摸出一块饼干。这种"洁食"饼干的味道真是不错。看样子，生产商已经掌握了在不使用牛奶的前提下制作夹心饼的新工艺，这种白颜色的夹心甚至比传统夹心更美味。

"哦，我的天啊，"吉米尼叫道，"你看这儿，还有这儿，它们都爬进你的卧室了……"

庞大的蚂蚁队伍从我的床下一路爬过去，一直爬进洗澡间。在盛脏衣服的筐上面，搭着一条湿裤腿的仔裤，那是我早晨从雨地跑回家时匆忙脱下的。吉米尼拎起一条裤腿，只见上面密密麻麻趴着上百只蚂蚁。

我掰了块饼干，伸手在蚂蚁上方捻碎。“我可没什么办法，你知道，我是个纯素食主义者。”我一脸诚恳地说道。

“那就交给我！”吉米尼气鼓鼓地说，“我去买罐杀虫剂来，要不然，它们非得把房梁给咬断不可。”

我耸了耸肩。如果她真的这么狠心，那只能由我……唉，蚂蚁是大自然的一部分，吉米尼也是大自然的一部分，我该照顾谁呢？

我小心翼翼地把眼前看得到的蚂蚁扫进簸箕，端到花园的另一端，倒到地上。当我回到屋里的时候，茶当然早就凉了。吉米尼给我俩每人重新倒了杯茶，然后闷闷不乐地搅动着勺子。又是奶油的问题，让她很不开心。漂在茶杯上的那层东西，不知道是用大豆、燕麦，还是大米做的替代品。

“我们肯定能找到让你喜欢的炼奶，再说，豆奶和牛奶本身差别并不大。我觉得，咱们在Vegi店买来的蓝莓酸奶，就跟普通酸奶完全一样，反正，我喝不出它们有任何区别。”

“我可是喝得出来，”吉米尼说，“不过，那个还说得过去。”她把茶杯推到一边，接着说：“我只不过不知道，我是不是能习惯用豆奶做的奶油。对我来说，加了糖和奶油的红茶，就像是一种宗教仪式。它涉及文化，还有身份归属问题。”

“如果在每顿饭之前都先拷问一下自己的良心和理性，也是一种美好的仪式啊。”我用劝慰的口气说。吉米尼叹了口气。

九 6月——继续纯素

此路非坦途，
此程多坎坷；
莫怪知己少，
且享景独好。

（萨维尔·纳依多①）

计划目标：同上月。另外，再买一只“纯素”钱包。

自从在纯素食专卖店采购食品以来，我俩的早餐终于开始像样起来。面包很好吃，而且我们还找到了一种味道不错的蛋黄

① Xavier Naidoo，德国著名流行歌手。

酱，再放上番茄、小葱末、胡椒粉和盐，吃起来感觉真是好极了。另外我们还发现，红甜菜面包酱堪称是一项伟大的发明。“营养素食红甜菜”，这名字听起来够拧巴。假如不是因为吃素，我这辈子肯定不会去尝一口。倘若如此，无疑是人生中一大遗憾。不过，我仍然时常怀念起奶酪的味道。好吧，我承认自己原来的饮食习惯是不对的，可是，难道从此以后，我真的再也不能享受美味绝伦的高达奶酪了吗？再也不能享用黄油、牛奶巧克力，还有樱桃酸奶？还是说，只是偶尔吃上一小口，而且保证只在有机食品店里买，便也无妨？

开车走在前往“奶牛养老院”的路上，我突然想到，应该买份礼物带上。于是，我在施特劳斯贝格的书店前停下车。

“你们这儿有没有关于动物权利的书？”

“动物权利？”女店员疑惑地望着我。

“对，关于如何饲养动物，如何和动物打交道的书。最好不要学术书。这是送礼用的，是送给纯素食主义者的。这些人都是内行，不过，也许能找到本哲学书，或者小说什么的，也是讲这些问题的，哪怕侦探小说也行。”

从旁边侧门里走出另一位店员。

“我们有没有关于动物的书啊？”女店员终于找到了救星。

“比如说，批评人类对待动物方式的书，”我仔细解释着，“最好是小说，而不是学术书。对了，库切——这名字是这么念吧——好像写过一本这方面的书，叫《伊丽莎白·科斯泰洛》，你们这儿有吗？”

“没有，不过我们可以帮你订。”

“我现在就要，是准备送人的。”

女店员突然眼睛一亮，转身走到专门摆放袖珍本的书架。

“《艾玛的幸福》，”她高声说道，“您听说过吗？这是本非常棒的书。它讲的是一个农村女孩，特别爱护动物，就连宰杀动物的方式，也特别友爱。她总是把动物抱到大腿上，然后抚摸着……”

女店员在讲述书中那位女孩是如何杀死动物的时候，眼神是那么投入，那么温柔。我不禁感到一阵厌恶。

“不，不能送这种书，”我打断她说，“我要送书的那些人是反对宰杀动物的。”

“反动宰杀动物？”

女店员望着我，眼神流露出不解，确切地说，是反感，仿佛我在向她索要一本性变态指南。

“可他们总要吃肉吧？”

“不，他们不吃肉。”我回答说。

两位女店员相互交换了一下目光。

“我有主意了，”我说，“你们有那个律师，席拉赫[①]写的书吧？”

女店员顿时如释重负，立刻从收款台边的书架上抽出一本白色封面的书。

“在这儿，《罪恶》，您说的是这本吧？要包礼品纸吗？”

---

① Schirach，德国刑事辩护律师、作家。

“当然啦，麻烦您了。”

布腾兰庄园位于北部，比诺登汉姆还靠北，距离北海已经不远。沿着一条偏僻的小路拐下主路，一路上，低垂的树枝不停地蹭着车顶。在一扇宽阔的大门前，我停下车。门内的情景像极了有机鸡蛋包装盒上的广告画：阳光照耀下，是一个整洁的院落，红色的砖墙，蓝色油漆的木门，羽毛雪白的母鸡们在院子里悠闲地踱步，每群母鸡都有一只公鸡做伴。一头硕大的狗趴在草丛里，聚精会神地观望着眼前的鸡群。

那套把动物当作生产工具，当作一种高效生物型机器的价值体系，在这扇大门前止步。在布腾兰庄园里，既没有屠宰，没有挤奶，也没有填鸭式喂养。甚至有的猪，会因为体重超标而被要求减肥。奶牛自顾自地吃草、反刍，而不用向人类贡献一滴牛奶。

“城里人大都以为，奶牛就该产奶，人们饲养它们本来就是为了这个。”扬·格尔德斯一边用手轻轻挠着奶牛的脖子，一边说。我们身边是一群群自由的动物，头顶是一片无际的蓝天。轻拂的微风，带着一股海的咸味。

“我总是告诉人们：这些不是奶牛，而是牛。它们产的奶只是为了哺育下一代，就像所有哺乳动物一样。”

但是，小牛们往往喝不到多少奶。大多数情况下——无论是在有机农场还是传统饲养场——小牛一出世就被人从母牛身边拖走，它们甚至还来不及嗅一嗅母亲的味道。母牛也没有机会帮自己的幼仔舔干净身体，更没有机会给它喂奶。对小牛的健康来说，这是一种很大的冒险，因为它们无法吃到最珍贵的初乳。但是，奶农们却宁愿冒这个险，反正小牛不久就会被杀掉。偶尔有不怕麻烦的奶农，会把初乳挤出来，拿给小牛去吃，以减轻母子分离的痛苦。扬也曾一度经营牛奶生意，所以说起这些事来如数家珍。布腾兰庄园最早是一家“德米特”农场，这里甚至生产过奶酪。

“是上好的高达奶酪。”扬语气平静地说。

当时在他的农场里，小牛生下来以后，可以在母牛身边待两周。从母子分离那一刻起，母牛总是不住地哀叫着，焦急地在牛棚里打转，四下寻找着小牛。小牛也在另一边哞哞地发出叫声，焦急地寻找着母牛。母子俩就这样长一声短一声，你吁我叹地对答着。悲惨的哀叫声一直传到农户家里，到了深夜也依然不停。

“如果小牛一生下来，就把它从母牛身边拿开，母牛是不是就没有痛苦了呢？”

“那样的话，它的痛苦将是默默的。”

是啊，假如两个人从未谋面，他们该如何呼唤对方呢？我的邻居贝娅特曾在一家奶牛场干过多年，她认为，把刚生下来的小牛拿走，母牛根本不会感到痛苦。但是，即使我们可以假设，因为感情培养阶段的缺失，母牛对失去小牛的确毫无感觉，可是别忘了，还有一只孤苦伶仃、没人疼的小牛呢？每一个新生的动物幼仔，都是需要母亲照料的。正常情况下，这一点甚至决定了它的生存。而对母牛来说，即使它不得不年复一年地承受怀孕的负担、风险和痛苦，而永远无法体会养育的欢欣，它仍然不过是一头牛。

“后来有一天，我实在不能忍受了，”扬说，“我受不了人们就这样把奶牛当成产奶机器，每一头小牛生下来的目的，就是为了被宰杀，或者再变成另外一只机器。”

我灵机一动：“对了，如果让母牛照常给小牛哺乳，我们只挤剩下的奶，行不行呢？那些奶应该足够多吧？”

扬为我算了笔账，按照目前的市场价格计算，如果采纳我的“妙计”，对奶农来说，每头牛每天将损失3欧元。如果一个人养了200头奶牛（这种情况并不罕见），那么200头小牛吃30天奶所造成的利润差额将是1.8万欧元。每个月。

“没这么多，”扬说，“因为奶牛不可能一年到头产奶。”

但是，就算一个家庭企业只有30头奶牛，其中只有20头产奶，那每个月的损失也要1800欧元。我不相信有哪位农户心甘情愿承受这笔损失。但我不愿就这样轻易放弃。

“就算每头奶牛剩下的奶只有三分之一，我们为什么不能考虑把牛奶价格也相应提高30%呢？我们可以就此制定一项法律，理由是：在一个文明国家里，应当保护动物不受虐待，为此需要将奶价提高30%。我们不妨假设一下……”

“可是，这样做同样也是违背奶牛意志的。它们毕竟不是自愿向人类贡献自己的牛奶。另外，小牛吃奶的时候并不是4只奶头轮流吮吸，而是叼住一个奶头不放，直到把它吸干。这样一来，当人们用挤奶器给母牛挤奶的时候，被吮空的那个奶头就会疼痛不堪。而且，过量产奶对母牛的健康本身也是不利的。我们奶场那些挤过奶的奶牛大都落下了后遗症，比如足蹄炎、关节炎，或者是心血管疾病。一般情况下，一头高产的奶牛在怀过两三次孕之后，就被宰杀了，它们身上的那些后遗症甚至根本来不及发作。”

看样子，要想良心不受谴责，这辈子我是再没有机会吃到奶酪了。

“不过，现在有些素奶酪还是相当不错的。”卡琳·穆克说。她是扬的女友。说这话的时候，我们刚刚在院子里坐下来，准备喝茶。

“哦，算了吧，”我说，“素奶酪实在太难吃了。”

“你以前吃的是哪一种啊？你知道 No-Muh 牌奶酪吗？”

她回身走进屋子，去取奶酪给我品尝。这时，白色哈巴狗和它的伙伴跑了过来，钻到桌子下面的阴凉里。两只鹅摇摇摆摆穿过院子，走到喂食盆边啄食。“洛伊王子”——一头微型宠物猪——恐怕自己受到怠慢，一个劲儿用脏兮兮的鼻子蹭着我的裤腿。我问扬，到底是什么原因催促他最终认定，饲养奶牛是对动物的一种剥削。

“其实，我从一开始就很纠结，这种感觉后来越来越严重。另外，当时我们雇的一些实习生也是一个原因，他们当中有不少人是素食者。”

就在扬开始讲述他的一位女实习生的故事时，“洛伊王子”正转过身子让我给它挠背。有一次，农场准备要杀一头牛，女实习生听说后，一直哭个不停。求求你，不要杀它，她苦苦哀求着。扬当然不可能听她的，因为在饲养场，杀牛自然是再平常不过的事情。在把牛送去屠宰的头一天晚上，这位实习生走进牛圈，给这头要被宰的牛整整吹了两个小时的笛子。第二天，她陪着一起把牛送到屠宰工——他住在隔壁村子——那里，然后吹起笛子，直到屠刀斩断牛的喉咙。

“当时我觉得很难过，”扬说，“可是屠宰工当然不可能为此改变主意。他只是说了句：‘这小女孩可真有意思。’”

这件事之后，扬越来越感到纠结。但是，他的妻子对此并不理解。她更无法体会的是，每次杀完牛，当她兴奋地拿着切开的面包跑到血淋淋的现场，把新鲜的肉馅抹到面包上，然后一边走一边吃地回到家的时候，扬的心里是多么厌恶。孩子们同样也无法理解父亲的感受。终于有一天，当妻子带着孩子离家出走之后，扬下定决心，彻底结束这一切。当时农场还有14头奶牛，他决定把它们全部送到屠宰场，从此再不染指饲养业。就在这时候，他遇到了卡琳·穆克。她给他出了一个很有意思、同时也很容易操作的主意：他可以留着这个农场，还有那些牛，只要保证今后不再剥削这些动物就好了。自此以后，这些牛就这样自由生活在农场里，这里再没有人给牛挤奶，也再没有一只动物被宰杀。如今，农场变成了动物基金会，依靠捐款和动物领养组织赞助来维持。除了自家的14头奶牛之外，一家动物保护协会又送给了他们15头牛。

“从此，我心里的一块石头终于落了地。自从不再杀牛之后，我终于可以坦坦然然地给小牛喂草，与它对视，而不用遭受良心的谴责。”

“其实，除了从小不得不离开母亲之外，那些小牛当初在你这儿过的日子还是不错的。如果它们能活到两三岁，这十有八九比它们在野生环境下的寿命要长得多。可以说，你实际上是帮了它们，所以，你完全对得起自己的良心。”

扬缓慢地摇了摇头。

“不，我做不到。”

卡琳端着一块素奶酪回到桌前，切下一大块递给我。然后，她和扬每人给自己切了一大块，两人津津有味地吃了起来。我从边上轻轻咬下一小口，嗯，味道的确有点儿像奶酪，不过，我肯定不会自己掏钱去买它。

“这是我在网上买的，”卡琳说，“网上有很多卖纯素食品的店，几乎应有尽有。而且，你还可以在他们那儿下载一份清单，告诉你在普通超市里哪些东西是纯素的。”

我们三人仰身靠在椅子上，眯起眼睛望着太阳。小猪洛伊美滋滋地趴在花坛里，把我带来的书和包装纸啃了个稀烂。

接下来，我开车去了汉堡。这天，我的朋友安吉拉和弗里德曼夫妇俩正在自家花园里举办一年一度的射门大赛。今年，是为了迎接不久即将举行的世界杯。比赛采取一对一淘汰制，最后的冠军将得到一只奖杯。妇女和12岁以下儿童可以把罚球点往前挪两米。

吉米尼听说后暴跳如雷：

“这是污辱！歧视！要是我，绝对不会答应！”

可吉米尼是个足球高手。而我呢，倒是对这条照顾性规定十分赞同，换句话说，任何一项于我有利的条件，我都绝不会错过。

除了比赛之外，当然还有烧烤。我不明白，为什么在世界杯到来之前，每个人都这样热衷于烧烤。超市冷藏箱里，总是堆满了各种各样的半成品烤串和香肠。这里面莫非有什么迷信？美国宇航员在上天前，也总要先吃足了肉。难道说，杀的动物越多，德国队夺冠的概率就越大？要真是这样的话，那这届的冠军肯定是我们的。这次来之前，我对我和安吉拉和弗里德曼的友谊提出了一个小小的考验：我把关于动物养殖问题的宣传册寄给了他们，建议他们搞一次全素烧烤。只可惜我在布腾兰庄园耽搁得太久，等我到的时候，一场饕餮已行将结束，餐桌上堆满了残渣剩骨。我带来的那些宣传动物保护的不干胶贴，只能贴在空无一物的烧烤架上。在不干胶贴的黑色背景上，画着一头猪，下面写着一行字："我的身体属于我。如果你想吃肉，请啃自己的屁股。"我并不觉得这句话多有趣。在烧烤架旁边放着两包真空包装的豆制品素肠，我想，那大概是专门留给我——一位"饮食残障者"——的特供食品。

射门大赛也已闭幕。和去年一样，夺冠的又是一位女性，确切地说，是一个小姑娘。男人一个个唉声叹气，满腹怨言。虽然"妇儿优惠政策"每一年都获得一致通过，可是抱怨妇女享受特权的声音却越来越多。

"可是，制定这个规则的本意，就是照顾女性啊，"我说，"难道说，应该只走形式，把球稍稍往前挪一点，但绝对不能达到任何效果吗？"

"你大概也支持妇女比例制度吧？"弗里德曼问。

"那当然，你以为呢？难道我该支持妇女失业，支持性虐待和家庭暴力吗？"

一个孩子手里举着一只烤香肠，从我面前跑了过去。他一口吞下半根香肠，汁水四溅。邻居们围坐在帐篷下，一个身穿淡粉色衣服的女人正用牙齿和手指撕扯着一只鸡腿。就在不久前，一只母鸡还用这条腿在鸡笼里踩踏着粪便。我闭上眼睛。在重新睁开眼的一瞬间，我仿佛看到，周围人的脚下血流成河，每个人的嘴角和指尖都滴滴答答地淌着血，脸上却神情麻木，面无表情。我不能再忍下去了，必须一吐为快。我必须站出身来，告诉他们关于漏缝式猪笼，关于无麻醉阉割，关于那些骨骼发育迟于肌肉发育的肉鸡，还有挂在屠宰架上、眼睁睁看着屠刀砍断自己脖子的可怜的牛。我知道，一个人应该避免说教，以免惹人嫌弃，但是面对如此令人气愤的暴行，任何人都不能保持沉默。我相信，只要把这些事告诉周围人，他们自然就会接受我的观点，从此放弃吃肉。

茵肯、康纳德和约克乌韦神色忧虑地听我讲着。

“你说得有道理，很有道理……”

“可是，这么美味的烤鸡……”说这话的是我的前男友赫尔穆特。他搓了搓手，仿佛烤鸡就摆在面前，正等着他去享用，然后把头扭到一边，不再搭理我。

我不明白，为什么有很多可爱而富有智慧的男人在吃肉问题上，总是不愿多动脑筋，思考一下其中的利害关联？为什么那些平素习惯以批判眼光观察世界，一向标榜特立独行的人，却在“吃”这种事关生存的问题上一味照搬祖辈的观念，而不肯加以追问和反思？有些人甚至以吃肉为荣，仿佛这样无所顾忌地大啖荤腥是一件豪迈之举。

“你是什么意思？”我冲着赫尔穆特一通咆哮，“你是不是觉得，一个人没有权利为了说教去败坏周围的气氛，影响大家的胃口，而只能听任那些由无知和冷漠导致的残忍行为就这样继续下去吗？”

赫尔穆特低头摆弄着手里的苹果手机，就连我坐到他身边时，也没抬头看我一眼。

“你知道吗，你手里的这部苹果手机是一家中国的企业生产的，那里的工人工资很低，好多人因为绝望而跳楼自杀。”

赫尔穆特继续往手机输入着信息。

“那些人之所以自杀，是因为他们每月挣的钱只有一百美元，根本不够维持生活，”我自顾自地说道，“另外，你知道公司上层是怎么反应的吗？他们采取了三项措施，首先是和工人签署一份合同，要求工人承诺不自杀。”

赫尔穆特终于抬起头，扑哧一笑。

“第二项措施是，在公司楼梯间到处装上防护网。第三项，是把工人工资提高到 130 美元。”

“生产其他科技产品的企业大概也会有类似问题吧？”赫尔穆特说。

也许他说得对。如果一件丑闻变成一件司空见惯的寻常事，人们难免会对其视而不见。但是事实上，我们的日常行为本身便是一件丑闻，我们的生存方式在某些方面有着根本性的错误。

本佐回家了。白马托里诺和驴子皮皮兴奋地从马棚里冲出来，跑上前去迎接，可本佐却对它们爱答不理。它沿着篱笆墙不停地跑着，偶尔发出一两声孤独的嘶鸣。也许，它是在思念驯马场新结识的伙伴吧。第二天，本佐摇身一变，看样子仿佛一天也没有离开过这里。转眼间，它又重新认出了我，它和皮皮挤来挤去，争着让我给它们搔痒。只可惜，和本佐一起到来的还有蚊子。勃兰登堡的天气越来越炎热，在法国，持续的暴雨将城市的街道变成了汪洋，而在我家花园里，泥土却被太阳晒得干裂，两只死去的田鼠四脚八叉地躺在草地上。

“还记得你说过的话吗？”我问吉米尼，“你当时可是说，如果5月份下雨的话，那么今年一年都会阴雨绵绵。”

在我的屋门前，有一片干涸的池塘，余下的一汪水刚刚没过脚踝。池水污浊而温热，水面上漂浮着一团团水藻，泛着红色和紫色的光，这真是一片理想的孑孓的天堂。成群的蚊子乌云般朝着骡马和驴子发起袭击。由于去年的经验，今年我早就为此做好了准备，提前购置了防护服。每天早晨，我都要给骡马套上一种像阿拉伯长袍一样的布罩，只露出耳朵和小腿。每天早晨，我都要把罩子上的12个皮带搭扣和6个弹簧扣系好，然后把面罩套在长长的驴子耳朵上，再把头部和颈部周围的10个尼龙搭扣挨个系严。一个星期以后，蚊子的数量渐渐减少，但随之而至的是成千上万只黑色的小甲虫，它们顺着马和骡子的腿，爬进布罩里。当我给托里诺解下防护服时，发现它的前胸被叮满了红包，肿成了一片。在毛发稀疏的地方，爬着无数只甲虫，它们紧紧地叮在马的皮肤上，贪婪地吸着血。托里诺暴躁不安。这时我真想有一个黑暗、凉爽而遮光的密闭式马厩，能把它关进去，虽然在动物保护者眼里，这种马厩一向被看作一种虐待动物的饲养方式。但有了它，一切便迎刃而解。只可惜，我没有。我有的，只是挂在马棚门上的一道塑料门帘。在甲虫之后袭来的，是体形硕大的棕黑色牛虻。这可真是一种剽悍的小动物，它的刺是那样粗大，可以想象，如果被它蜇到，大概就像被注射用的针头刺穿静脉血管的感觉差不多。它们总是把那些没有防护罩遮挡的部位当作袭击的目标，比如鼻孔，还有小腿。就连我这个纯素主义者，也不得不破了杀戒。每次当我在我的爱马身上捉到一只牛虻，我总是毫不犹豫地捏扁它。但是，最令我仇恨的是皮蝇。那是一种巨大的毛茸茸的飞虫，它振动翅膀的嗡嗡声听起来，就像是金属做的、里面装了微型电池的飞行器。它们并不蜇人，它们的所作所为远比这个可怕得多。有些皮蝇把卵产在马匹的肚皮或小腿上，那是马最喜欢用舌头舔的部位。然后，这些幼虫便寄生在马的口腔里，通过马的舌头和黏膜吸取养分，最后变成蛆，顺着食管一路吸着血从胃进入肠道，几个月随粪便排出。有些皮蝇则在飞行过程中直接把卵排到动物的鼻孔中。有的皮蝇幼虫可以穿过皮肤钻入牛的体内，然后顺着脊髓和皮下组织游走，最后从牛的后背钻出来。一般情况下，皮蝇都以某种牲畜作为袭击对象，但也有例外。在 YouTube 的一段视频中，一个年轻男人竟然从女友的头皮底下取出了一只皮蝇幼虫。

其实我未必一定要把皮蝇和牛虻杀死。我可以捉住它们，把它们装进空的果酱瓶。这些家伙很容易抓。等白天结束时，再把它们扔到林子里去，就像上次对那条水蛇一样。这样一来，我既保护了我的爱马和骡子，也对得起自己作为纯素主义者的良心。事情的原因不过是：我不想做一个罪人。我不希望被我扔到林子里的那些虫子半夜醒过来，拿小鹿或其他动物来泄愤。很遗憾，但我的确相信，假若没有这些讨厌的吸血鬼，这个世界一定会更美好。在我眼里，这些家伙是地地道道的魔鬼。当然我很清楚，它们吸血只不过是为了果腹，除此之外别无选择。此外，我并不把它们视为低等动物。这些皮蝇的生活，说不定比某些整天忧心忡忡或者寄人篱下的生物（在其他生物眼里，我和我的那些爱马多半就是这个德性）更充实，从某种角度讲，甚至更有意义，更值得去保护。也许这份意义正在于把大半生时间都用于蚕食牲畜的身体，在黑暗中津津有味地享受脂肪、黏膜和骨髓的饕餮大餐。这些皮蝇幼虫所拥有的安全感和满足感，也许正是我们梦寐以求而永远无法得到的。但是，即使真的这样，也与我无关。这些丑陋的令人作呕的家伙早已令我忍无可忍。它们伤害了我的所爱，这一点我绝不原谅。于是，我每日依然故我，把捉到的每一只牛虻和皮蝇恶狠狠地用手指碾碎。但在超市里，我依然要克制自己，不去买含有蜂蜡成分的哈瑞勃橡皮糖。不不不，我绝不碰这些东西，我不能让自己成为一名偷窃蜜蜂财物的帮凶。

6 月中，汉堡电影资助协会来信了。当吉米尼手里举着信，走进屋来的时候，我正准备出门，去买纯素的土耳其卷饼当午餐。我俩在餐桌边坐了下来。吉米尼拆开了信封。信的内容是关于我写的一个剧本，我们准备把它拍成电影，由吉米尼任导演。

“他们必须资助我们，”我说，“你想啊，电影讲的是发生在汉堡的事，而我呢，是一个地地道道的汉堡人，还有比这个更合适的吗？”

吉米尼默默地读着信。两只猫，辛博和弗莱蒂，把猫食盆在厨房瓷砖地上哧啦哧啦地推来推去，那里面盛着我用纯素猫粮加上传统猫粮罐头搅拌而成的二合一猫食。吉米尼放下信，摇了摇头。这部电影，寄托了我们俩多么大的希望啊！

“我去给草地剪草。”吉米尼说。

“我去买卷饼。”

新哈登贝格快餐店的店员每次都按我们的要求，专门为我们制作这种素卷饼：一张热腾腾的土耳其面饼，掰开，夹上沙拉菜，再浇上一种红色的辣味酱汁（塑料包装瓶上的配料成分表已经过我的严格审核）。和善的店员从没有打听过一次，为什么我会向他提出如此异类的要求。

“好吧，”吉米尼说，“不过，这次我想换成奶油蔬菜汁。”

我抬头望着她。

“另外，再夹一片羊奶酪。”

正常情况下，作为一名纯素食主义者，我绝不会接受这样一份订单，但是这一次例外。首先，吉米尼的确很受打击，甚至超过了我。其次，我终于在道德方面彻底把她甩在了身后，确认这一点让我感觉无比受用。好吧，就给吉米尼买一份配上羊奶酪和非纯素沙拉汁的卷饼。她既然非要如此，我又何必不成全她呢？

迄今为止，我自己坚持得还不错。当然，偶尔也难免会犯些小错误。在我买二手福特车的车行，我把免费赠送的皮制钥匙扣，换成了蘑菇形毛绒钥匙坠。第二天我突然想到，这种毛绒东西有可能是羊毛做的，于是，我又把它换成了一只绿色的心形塑料坠。我在睡觉时，仍然盖的是旧的羽绒被，但我已把所有衣物——除了Blundstone靴子外——做了彻底更新。通过互联网，我可以轻松地查到，有哪些食品我还可以吃，因为品种有限，每次在超市购物，我只需要5分钟便可把全部所需收入购物筐：水果、蔬菜、拌面条用的配料酱，外加一块Ritter牌杏仁巧克力。这是一种标准的纯素巧克力。一开始，当我看到包装说明上写着“不排除含有牛奶残留物”时，我还担心吃它会不会犯戒。后来，我特意到纯素专卖店做了咨询，于是得知，这句说明文字的含义是，这种巧克力是用制作普通牛奶巧克力的同一条流水线生产的。牛奶巧克力一向是我的最爱，可惜我再也不能吃，而只能吃一些不含牛奶的苦味巧克力。如果有哪个纯素食主义者依然渴望能吃到牛奶巧克力，比如说我，那么他可以选择米脂巧克力。这种巧克力每块售价2.29至2.99欧元不等，它的味道略有点怪，但和牛奶巧克力的确十分接近。如果我希望保持过去的口味习惯，不愿因饮食方式变化而牺牲自己的味蕾，那么这一次，我必须为此承担3倍而非2倍的食品支出。此外，这种米脂巧克力比普通巧克力的热量还要高出100卡路里。我原本还希望能借助素食顺便减减肥呢，现在看来这一打算已经彻底泡了汤。这都怪吉米尼烹调手艺太精，她用豆奶替代牛奶做新鲜的土豆泥，用椰奶代替奶油炖菠菜，还在不放牛肝的前提下，做出美味的煎洋葱。

在一次纯素食主义者的聚会上，我问斯蒂芬·摩尔，我的判断对不对：纯素食者普遍都很苗条，几乎无一例外。年轻苗条的斯蒂芬·摩尔是“动物解放者”协会的副会长，这是一家注册组织，它倡导纯素食主义生活方式，呼吁以符合道德的思维和行为对待动物。在协会所属的杂志中，刊登了许多由动物保护者自发撰写的倡议书。

“哦，实际并不是这样。”斯蒂芬·摩尔回答说。纯素食主义者当中，也有不少胖子，甚至是巨型胖子。因为每一种可以使人发胖的食品，都有相应的纯素替代品。他本人因为贪吃纯素的奶酪点心，所以也胖了3公斤。

“这可是个坏消息，”我说，“简直坏透了。假如纯素食有助于减肥的话，我就可以用时尚轻盈的体态作为诱惑，说服那些头脑顽固的食肉者，加入到我们的行列中来。”

“这个理由是完全错误的，”斯蒂芬·摩尔说，“人不应当为了减肥而选择素食，而是因为理智，是为了公正和人性。”

当我和斯蒂芬·摩尔交谈的时候，我的内心又一次萌生出一种强烈的羞耻感，每一次，当我和纯素食主义者打交道的时候，心里总会产生这样的感受，虽然从没有任何一个人指责过我，或向我要求过什么。这些人的存在，便足以令我羞耻。他们是一个个活生生的例子，证明了这种高尚的、非暴力的生活方式是可行的，而真正做到却又是多么困难。他们一次次让我痛苦地意识到自身的摇摆和不坚定。纯素食主义是唯一符合道德伦理的生活方式，对此我从未有过怀疑。但是尽管如此，我仍然不能肯定自己是否愿意成为一名永远的纯素食主义者。每一次，当我读到关于屠宰场或“高产牛”的报道时，我都会相信，做一名纯素食者是独一无二的选择。但是，几个小时之后，我却又突然开始怀念肉的味道，在那一瞬间，在我想吃的东西和刚刚读过的东西之间所存在的关联，一下子就被我忘得一干二净。令人惊讶的是，一切的核心并不仅仅取决于我自身的信念，而是取决于我刚刚打过交道的人，取决于他们所拥有的信念。假如我身边的人都是食肉者，我就会想，今后我一定只吃很少很少的肉和奶制品，比如说，只吃原来数量的百分之一。如果每个人都像我一样能够做到这一点，我们就可以改变世界，大规模工业化养殖也将从此销声匿迹。这样做，应该没有什么可以挑剔的了吧？但是，当我和纯素食主义者在一起时，我却不由得自惭形秽，不再相信自己的所作所为当真无可指摘。看来，纯素食主义者之所以不招人喜欢，并不是没有来由的。

我问斯蒂芬·摩尔，对他来说，暴力自由的底线在哪里。

“如果一只蚊子叮了你，你会不会把它拍死？”

“不会，我会把它轰走。”

他说着话，用手比画了一个轻拂灰尘般的动作。看样子，他八成是个城里人。城里毕竟没有那么多的蚊子。所以对城里人来说，做一个坚定的纯素食主义者，也许会来得更容易一些。

为了骑马，我买了一个尼龙质地的马嚼子，还有一只塑料马鞍。另外，我还为自己邮购了一双短筒的塑料马靴。在产品目录中，这种马靴的名称是“美足”。可是，这种鞋显然是为那些双足修长的人准备的，我刚穿上它走了一步，便感觉痛苦难耐，只好把它转手送给了吉米尼。由于我在纯素专营店订购的靴子迟迟没到货，我只好继续穿着我的 Blundstone 牌旧皮靴，反正论品质，也没有什么靴子能跟它较量。Blundstone 是一种澳大利亚生产的皮靴，它漂亮、舒服，既防水，又结实。穿着它，可以攀上正在沼泽地里打盹的鳄鱼的后背，稳稳地来个金鸡独立。另外，Blundstone 于我，还是一种身份和品位的象征。

说实话，放弃原来的皮马鞍已让我痛苦万分。在我眼里，它并不意味着一个死去的动物，而是象征着一种精湛的工艺，象征着传统。也许对一个食人族的人来说，拥有一串风干萎缩的袖珍人头，心里也会是同样的感觉。看看我收藏的这些人头，它们多么精致，多么漂亮啊！它们是勇敢的标志，是一个古老部落的悠久习俗。想当年，有谁会对它大惊小怪呢？把人头变得这么小，那可是一门艺术。无论是我，还是古老的印第安人，都不会把这些天然产品和痛苦与死亡恐惧联系在一起。

托里诺对背上的新鞍子似乎也不大满意。一定有什么地方，让它觉得不舒服。它像猫一样伸了个懒腰，然后踢踢踏踏在原地甩着蹄子，不肯向前挪步。趁着它还没开始发脾气尥蹶子，我赶紧翻身下了马。这副马鞍原本是给本佐准备的，托里诺以前还从没佩过鞍子。但是按规矩，纯素食主义者只能骑佩戴塑料马鞍的马，当然，其前提是，如果他骑马的话。纯素食主义者当中的强硬派认为，骑马是一种极其险恶的剥削形式，是对马的一种污辱，是对征服欲的一种赤裸裸炫耀。说实话，这些问题我并不是没有想过。强迫另一个生物把自己驮在背上，确实是对他人的一种极为过分的苛求和不尊，目的是使对方彻底屈服于自己：骑手身体的每一分移动，手中缰绳的每一丝松紧变化，对方都必须乖乖地服从。

当年我学骑马的时候，上的是典型的 60 年代训练课程。16 位小姑娘骑着一队没精打采的高头大马，在马场上绕圈子。每个人手里都拎着一根鞭子。是什么人想出的这个坏主意，把马鞭交给一群柔弱的小姑娘，让她们用它抽打动物，逼迫其服从自己的意志？一位从军队退役的教官站在中央，冲着女学员大声咆哮：“来啊，使劲抽它一鞭子！”人之所以能这样对待马，是因为马的好脾气，无论痛苦多大，它也总是默默承受，从不发出一声呻吟。如果马每次挨了鞭子，都像狗一样发出狂吠，我想，人类对骑马的兴趣一定会大大降低。

我把托里诺背上的鞍子卸了下来。对骑马问题思考得越多，我就越坚定了自己的决心：在进行纯素食试验的几个星期里，暂时放弃骑马。况且天气热得可怕，噬血的蚊蝇们不停地向马和骡子发动着袭击，看来，把它们先关在马圈里才是正道。

吉米尼发现了一只翅膀被粘在一起的燕子。它是在马棚里筑巢的两只燕子之一。一位兽医在电话里听了我介绍的情况，便断然拒绝为它进行治疗。

“这种事根本没办法。”

最后，我们只好把燕子装进一只老式木制鸟笼（这鸟笼原本只是一个装饰品，现在终于被派上了正经用场），开车把它带到了巴利希太太在斯特劳斯堡开设的宠物诊所。巴利希太太很快做出了诊断：这只燕子是撞上了捕蝇用的粘网，这张网是我几天前挂在马圈里的。

“您得用洗涤剂把它翅膀洗干净，然后用吹风机小心地吹干，”巴利希太太说，“您大概得花几个小时，如果运气不好的话，这只鸟说不定会被吓死。这种事以前就发生过。不过，除此之外再没有其他可能性。”

那好吧，不过，我还没来得及去买纯素有机洗涤剂呢！眼下能用的，只有那些有刺激性的不环保的化学品。既然我已经来了兽医这儿，索性再顺便问一问关于纯素猫粮的问题。不夸张地说，她听完吓了一跳。

“如果是狗，我还可以想象。可是猫，它们可是地地道道的食肉动物啊！”

“这个我知道，”我回答说，“我当然不会就这样随便让它吃素的。我已经做了研究，问题关键在于牛磺酸。如果猫的体内缺少了牛磺酸，有可能造成失明。所以，我特意买了一种专门的猫粮。如果猫吃了这种猫粮，仍然出现大量失明或死亡的情况，这家公司的麻烦可就大了。”

“您家猫平时出门吗？它有没有机会抓老鼠吃？”

“有，”我回答说，“另外，我只是在正常猫粮里掺一点点素猫粮而已。”

“它们爱吃吗？”

“不，它们很讨厌这东西。不过，反正这几个家伙太肥了，少吃点儿也不是什么坏事。”

巴利希太太摇摇头，送我们出了门。我的心里又一次感到歉疚，但是，这一次不是因为自责，而是因为来自另一方的谴责。在外人眼中，我被看成是一个虐猫犯，而这一切，只是因为我不愿去虐待猪和牛。

趁着吉米尼用脸盆给燕子洗澡的工夫，我走进马棚，把粘蝇网摘了下来，免得另一只燕子再一头撞上去。唉，原来人类不仅是因为贪吃而杀死动物，人对环境的改变，甚至人类的存在本身，都有可能给动物带来灭顶之灾。就连我房子的窗户，也常常成为周围鸟儿们的葬身之所。院子里的游泳池，经常能找到淹死的小动物，那些被我捏碎或拍得半死不活的黑色小甲虫，更是成千上万。另外，在我每天跑步的路上，不知道有多少蚂蚁曾经死在我的脚下。

吉米尼和我足足花了两个小时，才把燕子细小的身体用洗碗剂洗干净。我们小心翼翼地用手指为它按摩，一根根为它梳理羽毛，用手指甲把羽毛上的胶一点点抠掉，用餐巾布把泡沫抹干，再用水冲净，但是，仍然还有些胶死死粘在羽毛上，怎么都弄不掉。我们渐渐开始明白，当墨西哥湾石油泄漏事故发生后，环保主义者为了拯救那些浑身沾满油污的海鸟，需要付出多么大的艰辛。眼下，泄漏的油井仍然还没有堵住。给燕子洗完澡，我们又花了一小时，用吹风机把它的羽毛吹干。吹风机不能离它太近，以免热风伤了它敏感的小身子。现在，这只燕子的模样活像是一只袖珍版的秃鹰，特别是它的脑袋。看来，今天夜里我们最好还是把它留在屋里，别把它放出去，要不然，天这么黑，如果它飞到半空栽下来掉到什么地方，恐怕我们找都找不到。再说，今晚有可能会下雨，可这个小家伙的羽毛恐怕连一点水也经不住。

“今天夜里，它可以自己再梳理一下羽毛。明天早晨，它就可以精神焕发地飞走了。”我说。

“假如明天早晨它还活着的话。”吉米尼答道。我们都在心里暗暗祈祷，但愿这小家伙不会因为这次洗澡和吹风而被我俩折腾死。

第二天一早，当我们掀开盖在鸟笼上的布罩时，只见“袖珍秃鹰”正神采奕奕地站在笼子里。只是没有人能认得出，这只羽毛半秃的鸟原本是一只燕子。我俩带着一线希望，把鸟笼拎到院子里，打开笼门。燕子“嗖”的一下飞上了天空，仿佛一支离弦的箭。

“哇！”吉米尼叫道，“真没想到，它居然挺过来了。”

十　和牛奶有关的那些事

牛奶把一切都搞定！

（广告词）

牛奶是对健康最有益的食品之一。它既可以补充体力，而且还含有丰富的钙质，对人的骨骼健康很有好处。这些都是我从小到大所学来的知识，同时，这些知识也得到了联邦营养与食品研究机构的认同。

但是，一向不按常理出牌的纯素食主义者却不这样看。他们认为，牛奶虽然是一种很有营养的食品，但只是对小牛而言。人最好别去惦记。

纯素食主义者总喜欢标新立异，所以他们的观点不可全信。例如，他们竟然把味道不堪下咽的素奶酪奉为美食。所以，当我在纯素食主义书籍和杂志中读到关于牛奶危害健康的文章时，首先便怀疑，这会不会是少数激进分子为了宣传自己的一套思想，而有意歪曲事实。但是，我并不会为此怪罪他们。牛奶消费确实是一件贻害无穷的事物。几乎没有任何一种家畜像牛一样，受到如此残酷的剥削。然而遗憾的是，那些揭露虐待动物丑闻的电视节目，对市场上肉类、蛋类和奶制品消费所产生的影响却微乎其微。与此相反的是，如果电视上播放了一条关于病猪肉或用受精蛋制作面条的报道，第二天，消费者对这些产品的购买欲就会大打折扣。这或许说明，人的肠胃远比人的良心更敏感。所以，与其费尽口舌去唤起人的同情心，还不如想办法让他感到害怕。那些经常被纯素食主义者引用的反对牛奶消费的观点，并非少数异想天开者的胡言乱语，而是由科林 · T. 坎贝尔博士（Dr. Colin T. Campbell）这样的学者或科学家提出的。坎贝尔博士是美国著名学府康奈尔大学生物化学系的退休教授，致力于营养学研究 40 余年。他曾走访了中国 170 多个村庄，就饮食与现代疾病之间的关系问题进行调查。其 1990 年出版的《中国调查》一书，是研究饮食和生活方式对人类健康影响的最全面、最详尽的论著之一。为了了解牛奶问题，我对书中提出的反对饮用牛奶的观点认真进行了分析。随后，我又对支持牛奶消费的一派观点做了研究。在这里，我试着把我所了解到的与牛奶有关的知识做出归纳。

可以说，正反两方有一点是一致的。这就是，他们都认为，人类能够消化牛奶是一件“新”事物，它的历史迄今不超过 9000 年。在对欧洲出土的 9 具新石器时代和中石器时代（7800 —7200 年前）的人类骨骼化石的研究过程中，研究者通过基因分析得出结论：这些人尚不具备消化牛奶的能力。在此之前，人类——与其他哺乳动物一样——只能消化母奶。在哺乳期，婴儿体内可以产生一种用于分解牛奶所含乳糖的消化酶，即乳糖酶。婴儿断奶几个月后，体内很快便无法再分泌足够的乳糖酶。所谓“乳糖不耐受症”并不是一种疾病或基因缺陷，而是目前全世界75%的成年人普遍存在的情况。如果把人比喻为汽车，那么这些不能消化牛奶的人就是大批量生产的标准款汽车，而那些成年后仍然拥有分解乳糖酶这一“特殊机能”的人，相当于拥有特殊配置——乳糖酶——的限量版。对于大多数人来说，这种机能毫无意义，因为他们在成年后早已改吃“成熟”食物，也就是固体食物。因此，往往只有那些拥有几千年畜牧历史的民族，才具备这种身体上的功能。在非洲，90%的人无法消化牛奶，在东亚，这一比例是98%，而剩下的2%人，大概也没有喝牛奶的习惯。然而在德国，能够消化牛奶、奶酪和脱脂乳的人，却高达人口的75%至85%，剩下的人对自己无法消化牛奶往往并没有意识，而只是经常会感觉到原因不明的腹痛。

有些话也许纯素食主义者并不愿听：阿尔卑斯山以北的欧洲人大都具有消化牛奶的“异能”，这一点堪称是人类进化史上的一大进步。这是因为，在食物极为匮乏的年代里，人们正是依靠牛奶中的脂肪和热量渡过了难关。当然，联邦营养与食品研究所肯定会说，牛奶中的有益物质不仅是脂肪和热量，还有钙、钾、镁、碘、氨基酸和脂溶性维生素等重要元素。依照我这个非权威人士的观点，还有一个原因可能是：假如在一个社会里，突然间一切都在围着牛奶转，那些不能消化牛奶的人迫于社会压力，也不得不像其他人一样喝牛奶，于是，这些人便成为进化方面的“后进者”。牛奶不耐受症的症状——腹胀、腹泻、呕吐、痤疮、失眠、头疼、抑郁等——听起来虽不致命，但别忘了，几千年前人类的生活环境比现在要艰苦得多，持续的严重腹泻很可能对小肠造成损伤，并因此降低人体的营养吸收功能。当食物紧缺时，牛奶不耐受这一不利因素将给人带来巨大的麻烦。

根据德国牛奶业联合会网站发布的信息，目前德国人每年平均消费牛奶或其他奶制品130升，按照联邦营养与食品研究所的观点，我们应当喝更多牛奶，最好能达到每天1升。特别是正在发育的儿童，更需要通过牛奶来补充钙质。牛奶反对者听到这些，一定会大呼：天，难道还嫌那些小祖宗不够胖吗？在欧美国家的儿童中，很多人血项指标过高，这与饱和脂肪酸摄入量过高有直接关系，而牛奶正是导致这一问题的罪魁之一。早在1984年，英国医学联合会会长道尔格斯·布莱克爵士在回答如何预防心脏疾病问题时便曾说过：“牛奶是最大的杀手，在学校里给孩子们供应牛奶，简直是胡闹！”

联邦营养与食品研究所却认为，科学已经证明，充足的牛奶摄入可以预防心肌梗塞和肥胖。在我这看来，这种观点过于大胆，特别是关于每人每天饮用1升牛奶的说法，更是令人生疑。即使这1升奶全部是低脂奶（脂肪含量1.5%），其所含热量也高达600卡路里。这么多的热量，我们该从哪里节省呢？蔬菜吗？要知道，每千克菠菜的热量也不过只有230卡路里，莫非我们应当每天少吃2.6千克菠菜？

据说牛奶不仅可以防止肥胖，而且还可以预防软骨病。对此，联邦研究所、医务人员和牛奶厂商的看法是一致的。就这一问题，我不禁要问：假如牛奶真的是一种不可替代的健康食品（正如88%德国人在问卷调查中所表示的），那么全世界75%不能消化牛奶并因此无法饮用牛奶的人，又该怎么办呢？例如日本人。他们当中有94%的人患有牛奶不耐受症。没有牛奶，没有足够的钙质，他们还不得一个个都变成缺胳膊少腿的残疾人？乖乖，所有日本人都坐在轮椅上，这该有多可怕！

这当然不是真的。日本人虽然平均身高不及北欧人，但是在世界杯足球赛上，这个“日出之国”却在第三轮比赛中勇敢地迎战身高马大的丹麦人。这些身材矮小的乳糖不耐受症患者最终以3比1的比分将一群离不开牛奶的巨人（95%的丹麦人可以消化乳糖）淘汰出局。在比赛中，没有一个日本人因为骨质疏松而被踢断了腿。其实，我们只需想一想，9000年前，人类没有牛奶也照样活了下来，而今天全世界仍然有四分之三的人没有饮用牛奶的习惯，仅凭这一事实就足以证明，我们完全有理由怀疑，牛奶是一种可有可无的食品。更令人惊奇的是，软骨病在日本的发病率竟然比德国还要低。甚至于，在那些很少或完全不喝牛奶的国家，现代疾病的发病率也明显偏低。致力于肉食消费与癌症、糖尿病、肥胖症、软骨病、心脑血管疾病等病症之间关系研究的坎贝尔博士甚至认为：食用奶制品数量越多，患上软骨症的风险越高。凯特·克莱门茨（Kath Clements，《纯素食》一书作者）同样指出，牛奶广告中关于牛奶钙质有助于预防软骨症的说法是一种误导。她认为，每个人的体内都有大量的钙，这些钙质蕴含在蔬菜、粮食、干果和豆腐里，所以，缺钙的问题实际上并不存在。

影响骨骼发育的主要问题是维生素 D 的缺乏。缺少维生素 D，钙就无法被人体所吸收。维恩弗里德 · 贝克（Winfried Beck）博士在发表于《医学论坛》的论文中甚至提出，同时摄入钙和蛋白质——食用奶制品即为一例——不仅不能帮助人体吸收钙质，相反还会导致钙质的流失。大量研究结果都证明了这一点。早在 1920 年人们便发现，人体在消化动物蛋白的过程中会产生磷酸，而磷酸的中和则需要钙。牛奶本身所含钙质往往不足以达到中和磷酸的数量，因此，人体只有通过消耗骨骼中的钙质来补充。

假如这一观点属实，那可真是让人大跌眼镜。这就意味着，多年来我们听到的说法是一个谎言：牛奶不仅不能预防软骨症，相反，它还是导致软骨症的元凶。难道说，牛奶厂商都是些为了经济利益而不惜草菅人命的骗子？联邦营养与食品研究所的专家，都是些不称职的蠢货？这着实让人难以相信。既然黑森州牛奶联合会敢于信誓旦旦地说，“每天多喝牛奶可以明显增强青少年的骨骼密度”，那么这种说法就必须以严格的科学依据为基础，而不能是想当然。但是，我们又该如何解释贝克博士的观点：在欧美国家，特别是热衷牛奶消费的瑞典、芬兰和英国，软骨症的发病率远远超出世界平均水平呢？

除了软骨症之外，在亚洲国家，糖尿病的病例以往也较为罕见。随着西方生活方式——偏爱肉食和奶制品——的普及，情况迅速发生变化。目前，印度和中国分别有 4000 万人患有糖尿病。根据《2010 年糖尿病报告》，糖尿病很可能成为“21 世纪流行病”。在过去 20 年里，全世界糖尿病患者人数增加了 7 倍，达到

2.5亿人。欧洲和北美医学家并不认为，糖尿病与饮用牛奶之间存在关联。在他们看来，亚洲人是因为越来越肥胖，所以才导致糖尿病增加。而在牛奶消费大国芬兰等国家，糖尿病比例之所以同样名列前茅，则很可能是因为北极地区光照不足所导致的维生素D缺乏症。在德国，糖尿病患者比例高达10%，堪称是世界的“佼佼者”。在我们当中，有800万确诊的糖尿病病人，他们不得不在与病痛的抗争中尽力维持自己的生活品质。还有三四百万人有可能已经患上糖尿病，但却对此尚无意识。可以说，大约三分之一的德国人，都或多或少面临着患上糖尿病的危险。糖尿病有可能导致心脏疾病和失明等并发症，严重时甚至有可能导致截肢。糖尿病给德国医疗体系带来了每年180亿欧元的负担（有些人，例如汉斯·豪纳尔，Hans Hauner，甚至认为，如果加上间接开支，实际数字甚至高达600亿），这大约占德国全部医疗支出的15%。如果糖尿病比例继续按目前的速度发展，在未来10年内，相关开支将翻一番，也就是说，德国医疗保障的资金体系有一天很可能会因为糖尿病的巨额开支而全面崩盘。

一般情况下，人们习惯于将症状较轻的Ⅱ型糖尿病（老年型糖尿病）与成年后的肥胖联系在一起，而症状更严重（治疗费用更高）的Ⅰ型糖尿病（青少年型糖尿病）则有可能与婴儿时期饮用牛奶有关。如果很早便开始给婴儿喂牛奶，牛奶中的蛋白有可能通过发育尚不完全的肠壁进入血液，甚至进入胰腺。由于牛奶中的氨基酸和胰腺分泌的氨基酸十分相似，于是人体便开始对自身细胞发动袭击。这些都是牛奶反对者的观点，联邦营养与食品研究所肯定不会这样看。但是，该研究所的一位代表也曾提到，应当对美国一份有关饮用牛奶与前列腺癌之间关联的研究报告予以重视。该报告 2005 年 12 月发表于《国家癌症研究所专刊》(*Journal of the National Cancer Institute*)，并对此前发表的 12 份相关论文进行了比较。 同时，文中还就 2003 年 8 月发表的一份哈佛大学研究报告做出论证。该报告认为，经常饮用牛奶的人罹患前列腺癌的风险比其他人高出 32% 。根据坎贝尔博士的观点（在讨论牛奶问题时我们总是绕不开这个名字)，诱发癌症的主要原因在于牛奶中占所有蛋白含量 80% 的酪蛋白。而美国癌症研究报告的作者则认为，这是因为过量食用奶制品阻碍了体内维生素 D 的生成。维生素 D 不仅是促进骨骼生长的重要元素，而且还有助于预防前列腺癌。读到这里，我突然产生了一个念头：假如芬兰人容易患上糖尿病真的是因为缺少阳光所导致的维生素 D 缺乏症，而牛奶同样也有抑制维生素 D 生成的作用，可他们偏偏又这么喜欢喝牛奶，这对他们来说，难道不是雪上加霜吗?

尽管提到了美国癌症研究报告，但联邦营养与食品研究所仍然建议人们每天喝 1 升牛奶，或摄入 1200 毫克钙，因为在他们看来，牛奶对健康的益处远大于其有可能对身体造成的危害。饮用牛奶导致前列腺癌的风险目前尚无定论，而它对软骨症、高血压、心肌梗塞和肥胖症的预防作用却早已得到了论证。

可我却越来越难以相信这样的说法。

假如牛奶对健康有害已成为无人不晓的事实，牛奶企业和联邦营养与食品研究所是不是还会提倡人们多喝牛奶？难道说，那些民主选举的政客们真的会认为食品企业的利益比老百姓的健康更重要？欧盟是否真的这样愚蠢，明知道牛奶会导致肥胖和疾病，却偏要为学校提供补贴，让它们给学生提供免费牛奶？

2010年6月，欧洲议会通过了在欧洲范围内实行“食品红绿灯机制”的决议。这种机制的想法是，在食品包装的正面贴上一张不干胶标志，上面用红、黄、绿三种颜色标明食品中脂肪、饱和脂肪酸、糖和盐的含量，以便消费者在购物时可以对选购食品的“健康指数”一目了然。比如说，如果一种食品含有较多脂肪，“红绿灯标识”上的脂肪一项就会标为红色；如果含盐量较低，盐的一项就是绿色；如果糖的含量中等，糖的一项就会标为黄色。英国目前已经采用了这一机制。据民意调查显示，90%受访者认为标识醒目易懂，对选购食品很有帮助。在这种机制的影响下，顾客的消费行为发生了变化，有些厂商甚至开始考虑改良配方，尽可能为消费者提供低脂、低盐、低糖的速食品。据2009年7月的Emnid民意调查，三分之二的德国人赞成在德国实行“食品红绿灯机制”。法律指定的各大医疗保险机构向联邦政府发出积极呼吁，请求政府从关注肥胖社会的角度出发，支持实行“红绿灯机制”。德国儿童与青少年专科医生职业协会以及欧洲儿科医生联合会的代表致函欧洲议会的议员们，信中写道：“我们迫切地请求你们，不要一味以食品企业的利益为重。”可以说，除了食品行业之外，所有人都希望能采纳这一机制，剩下的事情似乎只有表决了。但是，令人不可思议的是，提案最终却遭到否决。各大报刊在随后的报道中称，政客们在大企业游说团的压力下被迫屈服。从这些报道的口气看，似乎官商勾结是一件司空见惯的平常事。我不由得问自己，一名说客要想劝说一位政客为自己的利益做出让步，他该怎么做？我设想的情景是这样的：

政客：“嗯，这里有一份提案，是关于食品红绿灯机制的，它的目的是帮助消费者了解他们要买的食品是不是健康。”

说客：“什么？这可不行！这样一来，我们生产的那些高脂高糖的食品谁还会买啊？”

政客（惭愧地红着脸）：“哦，这我倒是没想到。不过，这么做的目的是为了让人们少吃脂肪和糖，因为很多孩子都有肥胖问题，这给医疗保障体系带来了很大负担，再这么下去，是很难维持的。”

说客：“这我不管。你们来决定，要么一切照旧，让老百姓继续吃我们的廉价垃圾食品，要么我解雇2000名工人，然后把工厂搬到国外。”

政客：“那好吧。”

我知道，事情当然不可能是这个样子。根据欧洲食品行业公布的信息，这一次，为了反对实行这种过于简化的标识机制，企业界总共投入了10亿欧元。政客们每收到一份由医疗保险机构和消费者协会寄送的宣传材料，都会在同时收到9份来自食品行业的资料，其中详细陈述了反对食品红绿灯机制的种种理由。议员们一定认真仔细地阅读了这些资料，以至于基民盟发言人莉娜塔·索默尔（Renate Sommer）在对决定做出解释时，几乎一字不差地引用了食品行业的观点：这种标识方法过于简单，缺乏科学依据。

也许欧洲议会并不想恶意阻止人们对面临肥胖问题的消费者做出必要的警示，而是坚信自己所做决定是正确的。有传言说，这次各党派往布鲁塞尔参会的代表，并不是党内最精明的人物。

但说句心里话，通过一种简单直观的标识方法来提醒日趋肥胖的消费者对食品成分予以重视，真的是一个如此艰难的抉择吗？

如果有人问我，是否可以想象，食品行业有可能明明知道牛奶是一种有可能导致肥胖、癌症、软骨病和糖尿病的食品，却仍然向消费者大肆推销，我大概会回答说：虽然没有证据，但是，嗯，我肯定会信的。

如果有人问我，是否可以想象，我们的政客们有可能会纵容这种做法，我一定会回答说：这个我也信！

但是，说不定是我上了当，是少数狡猾或不负责任的素食主义者用编造的数据和不实信息骗取了我的信任。也许牛奶真的是一种超棒的食品，就像几十年来推销商们宣传的那样。也许我们让奶牛母子分离，把原本属于小牛的婴儿食品据为己有，真的可以换来对健康的极大好处。事实到底如何，我的确不知道。但是，假如有人问我，到底相信什么？我会说，我相信，今后我一定会尽可能少吃奶制品。

十一 7月——更纯的纯素

我们无须期待明天
像昨天一样生活
一旦摆脱此念
将有千万种可能
邀我们迈向新生

（克里斯蒂安·摩根斯坦恩[①]）

计划目标：拒绝一切肉食。买一床化纤被或棉被。

在经历了一个极度寒冷的冬天和一个极度潮湿的春天之后，

① Christian Morgenstern，1871—1914，德国作家、诗人。

迎接我们的是一个炎热的夏天。据美国国家海洋和大气管理局（NOAA）的监测数据，今年上半年是自1880年有气象记录以来气温最高的半年。收音机里，不停播放着歌曲《36度，再热一点儿》。看样子，气候灾难的爆发，也许已经等不了50年。位于博尔德的美国国家冰雪数据中心（NSIDC）称，北极地区的冰层正在以有监测记录（1979年）以来前所未有的速度融化。北极圈的冰山面积比往年同期的正常面积缩小了10%，每隔四天，便有相当于德国领土面积的冰面融化成水。北极熊正在渐渐失去它们的家园。我还记得就在几年前，气象专家的表态仍然很保守。他们说，虽然目前的气温的确偏高，雨水比以往多，像这样的龙卷风在石荷州也从来没有遇到过，但是这种极端的气象数据和罕见的气候现象偶尔出现也是有可能的，而并不一定和全球变暖有直接关系。类似这样的话他们说了大概有10年，现在他们耸耸肩，说：嗯，看样子还是跟全球变暖有关系。就在2003年，当气温创下历史纪录时，科学家还把这场夺去欧洲7万人生命的热浪称为450年一遇的高温。眼下，这450年一遇的高温似乎又要来了。而且从目前情况看，未来还将有更多如此炎热的夏天在等待着我们。即使我们每周戒一天肉——幸运的话，也许全世界有10%的人能够自愿参与这一行动——这一趋势也是无法改变的。

按照计划，我们本应在7月初参与一场动物解救行动。但是，计划却不得不推迟，因为我们的袭击目标——层架笼式养鸡场——一转眼都消失了。我们只能猜测，这到底是为什么。因为自今年起，层架笼式养鸡法被彻底禁止，所以原因有可能是，养鸡场的老板把当年禽类养殖业游说团威胁政客的话变成了现实：如果你们不允许我们像以前那样做，我们就把养鸡场搬到东欧去，那边的人肯定会张开手臂欢迎我们，到了那边，我们会用比现在更残酷的手段来折磨这些鸡，你们等着瞧吧。反正我也没有当农业部长的打算，在这个行业面前，这家伙完全是个废物，他既管理不了它，也调整不了它，因为操纵权掌握在这个行业的手里。唯一拥有更大操纵权的，是消费者，因为他们可以下决心，今后再也不买一只鸡蛋。可是，他们不这么做，他们偏偏就是不这么做。

我来到父母在汉堡的家，这是一次家庭式聚会。我哥哥带着老婆和儿子，我姐姐带着孩子还有农业部长丈夫也都来了。我穿了一件动物拯救组织的黑色 T 恤衫，胸前印着“解放动物”的字样。字的下面是一幅图，图上是一位戴着面具的示威者，怀里抱着一只楚楚可怜的叫不上名字的小动物。那大概是一只做实验室用的比格犬，但它的模样看起来，更像是一只臭鼬和浣熊的混血儿。我的农业部长姐夫对我身上的 T 恤衫视若无睹，抑或是不希望自己和自己所说的话，又一次成为我书中的素材。我当然不能为此责怪他。不过，大家在一起没聊几句，便又说起了动物养殖的问题。实话讲，这些日子以来，不论在哪里，一桌人只要有我在，这样的话题便是不可避免的。

“怎么会有这种事？”哥哥扭头望着姐夫，一脸不解地问，“我还以为层式养鸡笼早就被禁止了呢，那么，笼式养鸡到底还有没有啊？”

农业部长认真给大家描述着宽敞的新式鸡笼是怎样一种结构，出于礼貌，我没有插嘴打断他。

“这种东西虽然原则上讲还不错，但是必须还得考虑下面这些问题。”他话音刚落，我便滔滔不绝地说了起来。

这样复杂艰深的问题除了我，还有哪个人能说清楚呢？我花了几个星期的时间，专门研究这个问题，直到把每一条信息和每一个小到平方厘米的数据都印在脑子里。我可以一五一十地说出，某某法规是哪一年颁布的，又是在哪一年被废止的；可以如数家珍般道出农业部、动物保护协会、动物维权组织和鸡笼生产商的每一条表态与每一种立场。

“旧式鸡笼和新式鸡笼的主要区别是……”

我哥哥起身走出屋，去取具有溶解骨骼钙质作用的含磷汽水。余下的几位听众，脸上也都露出不耐烦的神色。姐夫插嘴说，如果消费者真的在意这些问题的话，可以选择购买有机鸡蛋和有机肉。

“可是看样子他们并不在乎。”

“这是一个涉及道德和伦理的问题，”我情绪激动地说，“这种事情根本不能交给市场去解决。比如说，童工也是禁止的，你能说把这件事也交给消费者去选择吗？这种大规模虐待动物的行为，与一个发达国家的价值认知是完全不符的。”

渐渐地，我已经无法控制自己的话头。我还想问问姐夫，他每天吃进嘴里的东西，究竟是不是他自己的选择；或者说，在座的这些人，有哪一个人真正想过，自己该吃或不该吃哪些东西，而不是一味不假思考地让父辈的习惯决定自己的嘴。我还想告诉他，在今天的政府里，农业部长不再是个普普通通的部级官员，而是拥有全球影响力的重要人物。如今，无论是在马略卡岛，还是法国、拉美，或是在我不知道的什么地方，都不断有人成为这些问题的牺牲品。我们总不能因为不愿得罪那些养鸡的农户，而眼睁睁地看着整个星球走向末日吧？可是我不得不收住话头，因为我嫂子一直在不停地用手指捅着我的胳臂。

“哎，约翰有事要问你。”

我低下头，望着我的小侄子。

约翰想问我，他能不能尝尝我带来的萝卜汁。那是我给自己预备的点心，准备拿它来配我自带的纯素切片面包和植物黄油，以便在其他人大快朵颐的时候，不至于一个人饿肚子。

“当然啦，”我说，“你尽管喝，这点小事不用请示我。”

我的小侄女和另外两个侄子也凑过来，跟我要萝卜汁喝。这时，大家的话题已经转到了我姐姐和姐夫不久前的波兰之行。母亲端着自己亲手做的果汁麦糊，走了进来。

“这个你是不是也不能吃啊？”她用无可奈何的目光望着我问。最近，她为我精心准备的每一样食物几乎都被我拒绝，这让她十分伤心，其程度甚至超过了我择偶不慎或事业坎坷所带给她的失望。我想了一下，咦，果汁麦糊我倒是可以吃。母亲满足地走回厨房，手里拎着一盒牛奶走了出来。

“你可以浇上牛奶喝，这个牛奶肯定没问题，你看看，它的脂肪含量只有 0.5% 。”

晚餐时，一只硕大的烤鱼拼盘摆上了餐桌。

“呵呵，这个对你来说好像有点麻烦哦。”哥哥笑嘻嘻地说。在我家人眼里，素食主义并不是一种以避免环境破坏和阻止人类恶行为目的的生活方式，而是我个人的一种令人可悲的坏毛病。母亲又往我的盘子里盛了一勺果汁麦糊，其实，我早给自己备好了晚餐——一块纯素的维也纳炸猪排。现在，我要把它拿到厨房去回回锅。这种用小麦蛋白制作的维也纳炸猪排是我目前吃到过的最棒的肉食替代品，当然，它的味道与真正的维也纳炸猪排相差千里，但是，你只要稍稍改变一下自己在味觉上的期待，就会发现，它的味道其实很不错。母亲还给我找来了一瓶 UNCLE BEN 牌甜酸酱，从瓶子上的商标看，似乎也是纯素的。我干脆把它倒在“猪排”上一起煎。作为配菜，我给自己准备的是日式渍黄瓜。当我端着盘子走回餐桌时，孩子们齐声叫了起来，每个人都希望分享我盘中的美味。我端着盘子绕着桌子转了一圈，给每人切了一小块，当然，农业部长姐夫除外。孩子们一个个吃得兴致勃勃，大人们脸上也都露出意外的表情，微微颔首表示认可。纯素维也纳炸猪排果然味道超群。

后来，大家又聊到了奶牛，以及饲养奶牛的方式问题。当我对姐夫提出的自 1950 年以来奶牛业状况持续好转的说法表示质疑时，姐夫突然抬高了嗓门。

“这一点你完全可以相信我，要知道，我一辈子都在和牛奶业打交道。以前，奶牛都是拴系饲养的，而今天，几乎每家奶牛场都修起了散养的围栏，只有少数规模很小的企业仍然采取拴系式饲养法，人们之所以允许这种方式的存在，只是为了保护这些小企业，以免它们破产。”

“那些所谓的散养牛，有可能走出围栏吗？到了夏天的时候，它们能到草地上去吃草吗？”我不依不饶地问。

“有的能，有的不能。”农业部长语气平缓了下来。

通常情况下，散栏式饲养的奶牛整年都被关在围栏里，即使有机会到草地上去吃草，也仅限于干奶期，也就是不产奶的两个月。大约35%的奶牛是被拴养的，特别是小型企业，尤其在德国南部。即使是有机奶场，也有将近三分之一的奶牛是被拴养的，只不过在夏季几个月里，85%的牛是采取放牧饲养的方式。

“这不仅仅是虐待动物的问题，”我把目光转向餐桌边的其余几个人，这些人一个个似乎正想找机会溜掉——也许是为了躲避不愉快的气氛，也许是因为对这些过于专业的话题不感兴趣。“更严重的问题是，欧盟出口的肉食品几乎毁掉了非洲的整个饲养业。要知道，即使在非洲，要养大一只鸡，也要花5至8欧元。可现在呢，非洲人吃的都是我们生产的廉价劣质的冷冻鸡肉。”

联合国食物权问题特别报告员齐格勒（Jean Ziegler）曾经指出，欧盟农业政策是导致非洲严重营养不良人口由8100万（1972年）上升至2.03亿（2002年）的主要原因。

“另外，畜牧业所排放的二氧化碳，比全世界所有交通工具的尾气排放还要严重，更何况还有沼气的问题。石油的事已经够让人头疼了，你们知道吗？我们每年消耗的石油，需要花100万年时间才能重新蓄积起来。”

“不管怎么样，反正过不了多久，石油就枯竭了。”

“只要在我干这行的这些年，不要枯竭就行。”我哥接过话茬说。天，我差点儿忘了，我哥哥就在一家大型石油公司做事。看看我这一家人：姐夫是农业部长，哥哥在石油行业谋生，父亲退休前是一家药厂的职员——只缺一个银行家，还有一位穆斯林，就各色人等俱全了。

当我准备告辞回家时，一家老小把我送到了车前。母亲又给我盛了一大碗果汁麦糊，装在塑料盒里，放到前面的副驾驶座上。农业部长姐夫用友好的口吻提醒我："别忘了，写完书一定要先拿给专家看一看，免得到时候出丑。"

我惊讶地发现，自从我放弃骑马以后，家里那匹一向羞涩怯懦的白马突然变得开朗了。平时，我经常会走过去，抱一抱它，向它表示亲热。最近有一次，它居然像狗一样伸出舌头，舔了舔我的脸，而我则下意识地对它说了句："布利，乖。"托里诺变得越来越肥，看起来就像一只巨大的充气玩具。周围的草地上长满了苜蓿，这些植物含的热量太高了，所以，每天我最多只能让我的马和骡子们到草地上吃6 个小时的草，剩下的时间，只能喂它们干草。其实我总觉得，如果我能骑在马背上，带它们出去转转的话，它们一定会活得更好。就算托里诺对被人骑这件事真的深恶痛绝，但至少每天在这一两个小时里，它不会感觉太无聊。它可以看到更多的风景，可以借机消耗掉多余的热量，之后也许还可以在草地上再多吃一个小时的青草。再说，多运动，胃口也会更好。每个人都知道，一个人在山里散5 个小时步，然后吃上一块奶酪面包——哦，不，我是说素酪面包——它的味道和在家里看5 个小时电视以后吃，是完全不同的。大部分人都不喜欢去上班，可人一旦失了业或退了休，很可能会突然间变得抑郁寡欢。只可惜，从托里诺的表情很难看得出，它到底是愿意还是不愿意。马总是这样，让人捉摸不透。而本佐呢，如果它乖乖照人的吩咐去做，说明它大致还是情愿的。相反，如果它发脾气尥蹶子，就说明这件事完全违背了它的意志。对于一位纯素食主义者来说，它无疑是一头最完美的宠物。我不得不承认，促使我下决心放弃骑马的，不仅仅是酷暑和蚊蝇，还有反对动物歧视的敏感心理。虽然我后来也曾试着重新攀上马背，但在整装待发时，我却发现，我对骑马已彻底失去了渴望。

在马圈旁边，我遇到了小猫辛博。这家伙正躬起身子，从草丛里高高地扑向空中。原来，它抓到了一只老鼠。在一番跳跃表演后，它把老鼠丢到草地上，用爪子轻轻地拨拉着，像是在对猎物扇着一个个温柔的耳光。

“辛博！”我大吼一声。

它抬头望着我，目光仿佛在说：“你根本不知道，这件事有多刺激。”如果吉米尼看到，她一定会说：这不怪它，因为这是它的天性。但是，同样的话，也完全可以用来形容一位杀人不眨眼的连环杀手。

我脱下脚上的纯素皮靴，甩手向辛博扔了过去。它一闪身跑开了，现在我可以仔细观察一下它的猎物了。老鼠还活着。辛博只是用猫特有的捕猎方式，咬断了它的背脊，使它下半身不能动弹，然后便可以对它恣意折磨，而不用担心它再逃掉。这时，母鸡们也好奇地跑了过来。用嘴把老鼠啄个稀烂，是鸡最喜欢干的事。它们低下头瞄准猎物，一头啄了过去，就像是恐龙电影中丑陋的两条腿猛禽——贪婪，凶恶，无情。

“滚开！”我朝母鸡们大喊。“你们这群杀人犯！猪！真应该把你们统统扔进烤箱！”

唯一被我的喊叫声吓坏的动物，是本佐，那头敏感的骡子。它打了个响鼻，双目圆睁，甩开蹄子跑出了围栏。母鸡们却纹丝未动。我拿来一只空花盆，反扣住老鼠，用鸡食把母鸡一路引回鸡窝，再顺手把门闩上。其实，我对辛博和母鸡的愤怒难免有不公之嫌。给马预备的草料总是招来老鼠，猫和母鸡这两个勤奋的杀手，实际上帮了我不小的忙。要是没有它们，我大概只能亲自动手，四处布上捕鼠夹，让罪恶的鲜血沾满自己的双手。我只是希望它们能把活儿干得利落一点儿，不要太残忍。说实话，我觉得老鼠比猫可怜多了。当然，这只是个人口味的问题。想想看，这些老鼠的人生是多么悲惨啊！寿命只有几个星期，最多不超过1个月，终日与恐惧相伴，直到有一天死于非命，而且往往连个全尸也落不下。

我蹲在半身瘫痪的老鼠前，盯着它看。从腰部往上看，这家伙似乎依然充满活力，只是有些疲惫。每隔半分钟，它就会试探着，为自己清理身体。

“不管你长得多丑，我都不嫌弃。”我在心里说。这时，老鼠正努力舔着胸前的毛。我发愁地挠了挠后脑勺。正因为我剥夺了辛博玩弄猎物的快乐，所以我只能自己动手，收拾眼前的烂摊子。可是，该怎么收拾呢？据说，用汽车尾气自杀的人，是没有痛苦的，就像睡着一样。于是，我走到车前，启动了发动机，然后用一只塑料袋套住排气管，让尾气充满袋子。紧接着，我把老鼠扔进去，把袋口重新套住排气管，然后再迅速取下。天，尾气竟然这么烫！现在，再来根皮筋。

吉米尼坐在客厅里，正在看电视转播的足球赛。电视上方，斜拉着一根红色的毛线绳，上面挂满了印着国家队队员照片的收藏卡片，那是在利维超市购物时，免费得到的赠品。

"哎，你终于来了，"吉米尼说，"比赛马上就要结束了，我还以为，我得一个人看到底呢。"

我挨着她在沙发上坐下来。在我脚边的红色 ESPRIT 包装袋里，一只可怜的小老鼠正在迈向死亡。

"勒夫又穿上他的幸运蓝毛衣了。"吉米尼说完话，脸上露出一丝坏笑。但是笑容里，同时也充满了期待。

"每次他穿上这件蓝毛衣，德国队都会进 4 个球。现在，这衣服他估计连洗都不敢洗了。"

"哈哈，可是，为什么总是对方队员在拿球啊？"

"情况看来不妙，"吉米尼面露忧色，"要是运气好的话，也许能保持 0 比 0 的比分，最后再罚点球决胜负。"话音刚落，只听她一声尖叫，原来是德国队一位球员差点儿破门。"这人是刚刚换上场的，还没踢几分钟呢。"

到最后，无论是德国百姓在赛前还是在比赛期间吃掉的成千上万吨烤肉，还是教练从不离身的蓝毛衣，都没能发挥出各自的神通。西班牙队最终破门，把德国队淘汰出局。

"袋子里装的是什么东西啊？"

“是辛博抓到的一只老鼠。我往袋子里灌了汽车尾气，想用一氧化碳毒死它。”

电视里，德国队队员一个个垂头丧气地走出场外，拉姆的眼睛里还闪着泪光。

“现在的汽车都装了尾气净化器，这办法已经没用了。”吉米尼说。他妈的，这事我怎么没想到。我打开袋子，不管是因为什么，反正老鼠总算是死了。

“可能是因为缺氧憋死的，”吉米尼猜测说，“或者是因为之前伤得太重。哎，你说，自从你给猫换成纯素猫粮以后，你是不是觉得，它们抓到的老鼠比以前多了？”

这很难说。虽然猫食盆里50%的内容都被我换成了纯素食，可是，两只猫对我花大价钱买来的高档纯素猫粮总是不感兴趣，每次都剩下半盆。不过，它们倒是明显瘦了不少。当然，这也有可能是因为天气太热。引进纯素生活方式的唯一受益者，是花园里的刺猬。每天夜里，它都从花园里溜过来，偷吃剩下的半盆猫食。我把老鼠尸体拎到外面，辛博早就在眼巴巴地等待着。我犹豫了片刻，然后把死鼠丢给了它，看着它满脸陶醉地咀嚼起来。我相信，如果让猫去给自己买猫粮，它一定会选择老鼠。

如今，对我来说，纯素食主义生活已经变得不那么痛苦和麻烦了。我知道自己该吃什么，该到哪里去买。而且，大部分东西味道都不错。在普通超市里，纯素食的选择仍然很有限，偶尔我会顺道拐进去，在货架上翻一翻，看能不能找到一包碰巧没有放鸡蛋和黄油的饼干。但是到最后，我往往只能叹口气，把饼干重新放到货架上，然后取下一板杏仁巧克力，扔进购物筐。每一次，当我在货架上发现一样以前熟悉的、现在依然可以吃的食品，我都会欣喜若狂。另外，让我感到开心的是，我不用再那么顾忌每一样食品究竟是不是有机的。

有一天，我突然想到，可乐原来也是纯素的。而且，我未必一定要买可口可乐。尝尝本地产的维生素可乐又有何妨？只可惜，可乐刚喝了没几天，我的胃痉挛和手指关节疼痛的老毛病又犯了。在此之前，我完全没有意识到，自从不再喝可乐以后，这些毛病也一度消失了。现在，它们卷土重来，可我，却再也不肯尝试把可乐戒掉。

还有，开始几个星期让我感觉味道尚可的麦乳巧克力，突然有一天，变得令人难以下咽。不，是令人作呕。我完全无法想象，当初自己是怎么把它吃下肚的。也许麦乳巧克力和牛奶巧克力的关系，就像是美沙酮和海洛因。它可以帮人戒除毒瘾，但却永远代替不了毒品。实际上，尽管我在纯素食方面不断有新的有趣发现，然而我对吃的兴趣却在一天天降低。比如说，从纯素专营店里买来的冰淇淋雪糕和普通牛奶冰淇淋的味道几乎没有两样，但仅限于吃的时候，每次吃完后，总感觉似乎缺了什么。也许是牛奶里面含有某种能够让小孩和小牛感到心安和满足的元素吧。可是，为什么 Knack & Back 牛角面包就没有这种感觉呢？它也是纯素的，不含任何黄油成分，我只是在互联网上的纯素食品列表中，才看到了它的介绍。要不然，我一辈子也不会发现它。另外，我还在网站上看到一篇报道，报道中说，市场上销售的大部分盒装奶油汁，也就是被称作荷兰蛋黄酱的东西，里面根本没有奶油和鸡蛋。从作者的语气看，用植物脂肪代替动物脂肪来生产食品，似乎是一件欺骗消费者的弥天大罪，其恶劣程度不亚于以往的病猪肉丑闻。对我来说，这却是一个令人欣慰的好消息。这种产品简直是为我量身订制！但遗憾的是，这种蛋黄酱的配料里，除了80%葵花籽油之类的纯素原料之外，还有少量奶粉和一点点鸡蛋——也许只是为了安慰消费者。可惜啊可惜！其实，如果把这仅有的3%鸡蛋成分去掉，又有谁能尝得出来呢？从这一点来看，那些大公司完全有能力在短时间内研制出味道绝佳的纯素酱汁和速食品，只要他们愿意。这一天，当我又一次垂头丧气地抱怨，没有荷兰蛋黄酱的芦笋就像是没有星标的奔驰车或没有爱情的性爱时，吉米尼忍不住打断了我。

“那怎么了？奔驰车没有星标，也还是奔驰车。你能拿那个星星干什么？没有爱情的性爱也很正常啊，有什么地方不对？”

另外，我也已经习惯了植物黄油。也许只是因为，我找对了正确的牌子。而且，我渐渐感觉，没有黄油的生活也并非不可想象。有时候我甚至认为，即使过一辈子纯素食生活，也是有可能的。看来，一个良好的新创意被接受，需要经历三个阶段：先是耻笑，然后是反对，最后再被所有人接受，成为一种理所当然的事物，人们甚至不再记得，当初曾经有过另一种样子。做一个先锋派，是多好的事！也许，人们之所以根深蒂固地相信吃素对健康有害的传言，相信素食会导致人的身体缺乏必不可少的蛋白质、维生素和铁，只是因为大多数人在潜意识里，总希望能够证明，素食是完全行不通的；因为他们不愿承认，他们从始至终拥有自主的选择权，一边是虐待动物和破坏生态，另一边是放弃肉食、牛奶和鸡蛋的可能性。有一位纯素食主义者，甚至获得了世界健美冠军。因为粮食和豆类食品中同样也含有蛋白质和铁，而且素食者都喜欢吃水果和蔬菜，由此摄入的大量维生素 C 甚至还能帮助促进人体对铁的吸收。实际上，问题的关键只在于一种维生素，这就是维生素 B_{12}。它对人体造血机能、细胞代谢和神经系统功能具有重要作用。维生素 B_{12} 的合成只能通过微生物，例如酵母菌，或者是一些寄生在动物消化道或附着于不洁蔬菜和水果表面的细菌。人无法从植物型食物中摄取足够数量的维生素 B_{12}，而只能通过牛奶（特别是奶酪）、鸡蛋和肉类（特别是肝脏）。但是，这种说法并不可靠。由于饲养业中抗生素的滥用，牲畜肠道内环境受到严重破坏，导致其无法分泌维生素 B_{12}，因此，市场上的很多肉类实际上是不含维生素 B_{12} 的。《纯素》一书的作者凯特·克莱门茨（Kath Clements）建议人们每天摄入 2 毫克维生素 B_{12}，其方式可以通过豆豉、味噌、酱油等发酵食品，或者直接服用维生素片。我对这些东西实在没有兴趣。我曾在网上看到过一种说法，称人体只需要极少量的维生素 B_{12}，而且，这些维生素在摄入后还可以在身体里储存很多年，只要每两三年验一次血，观察一下有关数值变化便足矣。随它去吧，就算 6 个月没有 B_{12}，我大概也死不了。

7 月 12 日，中国。特大暴雨造成的洪涝和泥石流灾害导致 700 余人丧生。

吉米尼和我到外面吃饭。我穿了件样式时髦的三色仿皮夹克，这是我花9.9欧元从农贸网站上淘来的。以前人们总是说，一个关注生态保护、在生活中严于律己的人，在购买商品时应当尽可能选择天然产品，比如说，穿在身上令人刺痒而价格却贵得出奇的设得兰羊毛衫，或者是用手纺毛毡制作的家居鞋。但是现如今，作为一名纯素食主义者，一方面，我对生活的态度比任何一个环保主义者都更苛刻；而另一方面，我却又不得不在各种人造材料的世界里徜徉，用廉价的“超软仿麂皮短靴”替代原来的真皮靴。也许是由于经济不景气的原因，市场上的人造革皮靴种类远比我想象的丰富，只不过，我还没来得及研究，用来制作这些皮鞋的胶是不是符合纯素标准。从英国订购的“切尔西皮靴”也到货了，看上去既漂亮又舒服。只不过，新买的仿皮夹克多少让我有些纠结，因为后来我突然意识到，这种材料十有八九是用石油加工的。于是乎，拯救世界的梦想又一次破灭了。如果一个人要想做到时时处处为生态环境着想的话，他最好一样东西都别买。

对吃素的人来说，柏林的确是个理想的去处。这里有30多家专供素食的餐馆、酒吧和快餐店。甚至连十字山区的一家泰餐馆，也在门口的菜单上列出了当日的素食菜品。可是，这家餐馆我和吉米尼已经去过了。那天，店里为我们推荐的那道菜实在太乏味，以致我连动笔描述它的愿望也没有。其他素菜馆都还不错，特别是一家名叫“La Mano Verde”的美食餐厅。我的文学代理人卡琳·格拉芙曾经请我去过一次。那天我们吃的是烤芦笋、意式通心粉和一种味道极美的巧克力甜食，吃完这种甜食后，我甚至觉得，再没有任何理由拒绝做一名彻底的纯素食主义者。吉米尼还没去过这座美食圣殿，我虽然很想带她去，不过，我更希望能多去几家没有去过的餐馆，多尝试一些没有尝过的新美味。于是，我俩来到了纯素汉堡王，一家专门经营有机和纯素食品的快餐厅。店员为我们推荐的是拉普兰奶酪汉堡。鉴于我对素奶酪的不愉快经验，我给自己要了份素咖喱肠配薯条，吉米尼则要了推荐的拉普兰汉堡。

“但别加奶酪。素奶酪实在太难吃了。”

“谁说的？”一位负责加工烤肉的店员探过头问：“我们这儿的素奶酪味道好极了！你们以前吃的是哪种啊？我给你们看看我们这儿用的奶酪。”

他从冰箱里取出一包奶酪，放到柜台上给我们看。“就是这种，我敢保证你们会喜欢。”

吉米尼和我相互对视了一眼。柜台上放着的，正是我们吃过一口便丢进垃圾箱的那种奶酪。但是看着对方神采奕奕的眼神，我们实在不忍心对他说出真相。

“也许加热以后会很好吃吧？”吉米尼说。我建议两人分吃各自选定的菜品，以便将每个人的风险降到最低。

“这家伙估计有20年没吃过正经奶酪了，”吉米尼在转身离开柜台时低声对我说。“他根本不知道奶酪应该是什么味儿。”

我们在餐桌边坐下，等待服务生上菜。

“你知道吗，乌拉圭为了种植大豆，把整个热带雨林都砍伐光了，”吉米尼说，“这是发展援助部的人昨天告诉我的。你想想看，我们现在为了保护动物和环境，每天只吃豆制品，可是，我们由此却造成了更恶劣的后果……”

“不，这不可能。”我回答说。

我告诉吉米尼，人们砍伐热带雨林，种植大豆，并不只是为了让我们能吃上这种素汉堡。全世界种植的80%大豆，以及三分之一甚至将近一半的粮食，都是用来饲养肉用牲畜和奶牛的。大部分热量，都随着动物的新陈代谢过程被消耗了。据“动物之友”协会称，在牛身上，热量消耗比超过了90%。而在养猪业，每7000卡路里的大豆饲料，只能生产1000卡路里的猪肉。

“也就是说，如果你现在不吃豆腐，而是像以前一样继续吃肉饼的话，那么那些大豆才真是为你而种的。换句话说，你将消耗7倍的大豆，给热带雨林造成7倍的破坏。”

“真的吗?”

吉米尼的表情如释重负。

“没错，”我说，“吃素并不代表绝对不损害环境，而只是尽最大可能、切实有效地避免对环境造成损害。”

在粮食和蔬菜种植过程中，杀生同样也在所难免。每年大约有9万头狍子被联合收割机卷入机腹，而在所谓生态农业中，某些特定农药的使用也是允许的。

粮食还是害虫，你总得选一个。

“但是假如你吃肉的话，死在联合收割机下的狍子就会比现在多7倍。”

我们订的菜送上来了。汉堡包中间夹了片纯素奶酪，配上黄瓜、素肉和沙拉汁，味道果然很像真奶酪，吃起来感觉不坏。咖喱素肠味道却很一般，配的是淡口味的有机番茄酱，表面撒了些咖喱粉。总之，它和我想象中的美味咖喱番茄酱相差甚远。薯条一根根切得很细，吃到嘴里软耷耷的。

“唉，可惜了这么好的有机土豆。”吉米尼说。

我把盘子推到一边。在这一瞬间，我突然渴望能吃到一份牛排。我当然知道，那些牛为此受了多大罪。我也知道，这一切给环境带来了多大的恶果。另外，我也清楚地懂得，这种做法是不可原谅的，但是很显然，私欲在我生命中所扮演的角色，比我希望的更重要。我就像一个心理变态的杀手，明明认识到自己的罪孽并发誓改过自新，但在眼下这一刻，却又垂涎欲滴地想把一个鲜活的生灵变成自己口中的美食。可最大的诱惑，真正可怕的诱惑是，在周围所有人当中，竟没有一个人识破我的杀手本性。即使他们看到我把一大块肉塞入口中，也不会感到一丝一毫的惊奇。因为这样做，并不违犯任何一条德国法律，甚至与动物保护法也毫不相抵。除了我之外没有任何人意识到，我是个多么可怕的罪犯。做一个高尚的人，何其难矣，难于上青天！吉米尼和我似乎有同感。

“你知道我现在想吃什么吗”，吉米尼问，“我想吃煎肉饼，我妈妈经常做的那种。”

“你不会当真吧？肉饼？以前是谁总在教育我，不能吃那种罪孽的肉啊？”

“我不过只是说说而已。”吉米尼垂头丧气地嘟囔着。

7 月底，在巴基斯坦，80 年一遇的季风雨导致严重洪灾。印度河和斯瓦特河的河水冲破堤岸，冲毁了桥梁、道路和耕地，淹没了36个城镇。有些地方的水深接近5米，受灾人数超过了100万人。由于今年以来，媒体在报道马略卡岛、法国、中国、墨西哥等地发生的暴雨灾害时，总是用“如山洪暴发般”来形容雨势的凶猛，这一次，为了强调巴基斯坦这场洪灾的严重程度，媒体换了一个说法：如世界末日一般。

十二 8月——极端纯素

……人在涉及动物的问题上并不负担任何义务。

（教皇庇护九世）

西班牙人是虔诚的基督徒
对撒旦的诱惑从不动心
他们鄙视种种贪欲
折磨起动物来却毫不手软
牲畜都是些没有灵魂的家伙
活该要受人的教训
让它们受苦又有何妨

弄死它们才更清爽。

（海因茨·埃尔哈特[①]）

计划目标：杜绝一切例外情况的发生，争取做到绝对纯素。

气温一再攀升。今年7月，是全世界自130年前拥有气象记录以来最热的7月。在俄罗斯，气温创下有史以来的最高纪录，沃罗内什的气温甚至达到44℃。伏尔加河的一条支流彻底干涸。进入夏天以来，爆发了数百起森林大火和泥煤沼泽火灾，其中多起就在莫斯科附近。普京亲自导演了一部“现场纪实片”：他让电视台录下自己在桦树林中用手机指挥救援的镜头，然后通过电视新闻向观众播放。之后镜头一转：只见梅德韦杰夫总统坐在办公室里，手举电话听筒，按照普京指示向火灾现场调兵遣将。巴基斯坦的暴雨仍在下个不停。洪水导致印度河向南改道，受灾人数上升到三百万人。波兰、捷克、巴伐利亚和东萨克森等地，同样遭到洪涝灾害的侵袭。有些地区的降雨量超过每平方米50升。在波兰，有8人在洪水中遇难。尼斯河支流上的维特卡大坝决堤。在德国，有3位退休老人在自家地下室溺水而亡。在边境城市格尔利茨的部分地区，数千人被迫转移。被水淹没的汽车只有天线露在水面上。尼斯河格尔利茨河段的水位达到7.07米，这里平时的水位一般只有1.7米。

专家们说，创纪录的高温和洪水并不代表气候灾难已经成为现

① Heinz Erhardt，德国喜剧演员。

实，但是由于全球变暖，这种极端天气今后还将频繁出现。哎，朋友，听懂了吗？你觉得，这气候灾难到底是来了，还是没来呢？

面包车在一溜望不到头的铁皮屋前停了下来，在清朗的夜色下，这排二层高的小楼显得格外突兀。加上司机和摄影师，我们一行总共8个人。大家把黑色帽衫的帽子套在头上，一个接一个跳下车。我没有穿帽衫，只能把黑色夹克衫的领子竖起来充数。彼德早就打开了后备厢，大家走过去，每个人从里面拎出两只漆成深色的运猫的盒子，然后猫着腰，躲进灌木丛的黑影里。高大的板屋，在屋前抛下一溜黑沉沉的阴影。那黑暗压抑的气氛，总让人联想起某个举行邪恶仪式的秘密宗教场所。这种感觉不无道理。就在这座二层楼高的板房里，关着几万只甚至几十万只鸡。这一次，我肯定来不及数。面包车缓缓开走了。彼德拎着盒子，走在队伍的第一个。我们跟在后面，悄悄走出几百米，一直走到铁门前，然后站在那里，等着彼德走回去，把带无线遥控的监视器安装好。头顶星光闪烁，清澈的夜空看上去就像是天文馆里的星空。但是，在屋前的阴影里却到处漆黑一团，几乎伸手不见五指。每个人都屏住气，一声不吭。站在我身旁的一个女孩蹲下身子，把尿撒在草丛里。更可笑的是，我的右膝盖突然开始哆嗦，一个劲儿抖个不停。过了好半天，才渐渐放慢下来，把抖动的频率固定在类似缝纫机针头的速度上。这辈子，我从没有打过劫，也没开过一次黑车。当年，有一次我跟在两支朋克乐队“金色柠檬”和“呼啦”的屁股后面，随他们去赶场演出，乐手们已经钻进了地铁，而我却执意要在自动售票机上打完票再上车。那一大群人的哄笑和挖苦，也没能让我改变主意。我挪了几步，想让紧张的膝盖放松下来。一个人要想做些自认为正确的事，不仅要克服脆弱的神经，有时候，还得不惜和法律对着干。以“此乃非人类”为理由，为欺负、压榨和残杀弱者寻找借口，这不是我所理解的法律。

彼德回来了。他递给我们每个人一双黑色的一次性橡胶手套——哪里能搞到这些东西？莫非是动物拯救组织的特供品？——和一副塑料鞋套，以免我们把细菌带进鸡圈。真没想到，动物拯救行动组织得竟然这样细致，这样有条不紊。我没有听到过一句指令，但每人似乎都很清楚，下一步该做些什么。如果让彼德去管理一家大企业的话，他一定会是个不错的老板。这时，只见他独自悄悄走过去，把门打开一条缝，探身观察里面的动静，看看有没有鸡蹲在门后面。如果这时候，所有人全部一拥而上的话，肯定会把鸡吓得乱扑腾，争先恐后地往门外逃。我们解放这些鸡，可不是为了给它们自由，然后把它们变成狐狸的美餐。与平常的动物拯救行动不同的是，我们并不是简单地打开圈门，把动物放出去，让它们被突如其来的自由搞得不知所措，而是根据我们的安置能力，救出相应数量的动物。我使劲把橡胶手套往手上套，可因为天太黑，或者是尺寸不对，说什么也套不上。直到彼德把门彻底打开，我的手套还没有戴好。但是来不及了，我们必须拎起盒子，立刻开始行动。大家一个跟着一个，陆续钻进鸡舍，把盒子在靠近大门处摞好，然后顺着墙根，摸黑往前摸。我还在跟两只橡胶手套较着劲，啪，一只破了，啪，另一只也破了。在距离脑门几厘米远的地方，我可以感觉到鸡的温度，嗅到它们的气味，听到它们紧张的咕咕声。就在刚刚进门的时候，借着彼德头灯的微弱光亮，我和它们短暂地打了个照面。所有人都进来了，大家贴着墙，一字排开站好，然后打开各自的头灯。撕破的手套黏糊糊地挂在我的手指上，估计是我慌乱中套错了指头。面前一大排高大的铁架，看起来和仓储式建材市场里的金属货架没什么两样，只不过，上面堆的货物只有一种：长着棕色羽毛的母鸡。在女摄影师的闪光灯把铁架照亮的一瞬间，我忽然感觉一阵晕眩。眼前的景象，就像是一只鸡站在两面巨大的镜子之间，镜像被一遍遍反射，变成了一列长长的没有穷尽的母鸡方阵。彼德遗憾地说，很抱歉没能找到一家比这个状况更糟糕的养鸡场，而且眼前这一家，并不是真正的笼式养鸡场，而是圈养的，所以不会让人感觉很可怕。第一眼看上去，这座鸡舍和里面的鸡甚至很有秩序。屋里的空气也不算难闻，只略微有些霉味。供鸡活动的地盘位于鸡笼下方，它的高度对人来说虽然有些憋屈，但对那些平时总喜欢往低矮的灌木丛里钻的鸡来说，当然算不得什么。鸡笼里铺着沙子，可供鸡来练习刨食，虽然刨来刨去，也刨不出什么可以吃的东西。整座鸡舍，看不见一只死鸡，也看不见太多的粪便。这里，简直称得上是一间模范鸡舍。但是，当我的眼睛渐渐适应黑暗的光线后，我突然看到一只畸形怪物，刚刚还趴在地上，现在正一摇一晃地朝我走过来。那当然是一只鸡，这里除了鸡，也找不出别的什么。但是，这只鸡的样子，就像是我小时候用栗子和火柴棍插成的小鸡。一只正常大小的鸡头顶在细细的脖颈上，下面是羽毛稀疏的身子。脖子光秃秃的，那模样活像是秃鹰。背上的毛也几乎掉光了，看上去就像是刚从锅里蹦出来的一只煮汤的鸡。在仔细观察了周围其他鸡以后，我发现，这里至少每两只鸡当中，便有一只鸡的境况恶劣(羽毛稀疏或斑秃）或极端恶劣（大面积缺羽，皮肤裸露，秃颈)。由于鸡的位置比人的视线略高，而且一只只挤在一起，所以它们身子侧面和后面掉了毛的地方很难一眼看到。在整个鸡群里，找不出一只羽毛完整的鸡。这就是法律允许的大规模饲养业的原则：在可能性允许的范围内，尽可能在同一空间内饲养更多的动物。但是我们不禁要问一问：什么叫"可能性允许的范围"？如果鸡被挤得掉了毛，就像是被割草机剪过一样，那一定说明，笼里养的鸡的数量太多了。人们应该从鸡舍里拿出两三千只鸡来，好让剩下的鸡不再挤得掉毛。可实际上，人们却总是想尽办法，让鸡去适应这种不适宜的环境。彼德捅捅我，让我注意那些鸡的喙。它们是被剪断的。这是养鸡场通行的做法：用烧热的钢丝或激光，把鸡喙的尖剪掉，以免这些鸡因为好斗或无聊而去啄其他鸡的羽毛。断喙的过程一定很痛苦。鸡的大片神经都集中在喙尖上。如果一个人每天给几万只鸡断喙，难免会出差错。有的鸡被剪断的不是喙尖，而是大半个喙。那些被剪掉半截喙的鸡看起来根本不像禽类，而像是某种长着角的小恐龙。有些鸡的上半截喙完全被剪掉了，所以根本没办法再啄食。假如不是吃流食的话，这些鸡多半只能饿死。可是，为什么这些鸡被剪断了喙，却仍然被啄得没了毛呢？我只能想到两种解释：一是断喙的办法根本没有用；二是这种养殖法把鸡变得脾气暴躁，非要相互掐个你死我活不可。而后一种可能性，正是人们想要避免的。但是，只要这些鸡能坚持几个月，并且坚持下蛋，就算它们浑身被啄得一毛不剩，又有何妨呢？

彼德递给我一只打开的盒子。我抬头看着头顶铁架上的一只只鸡，它们正用谴责的眼光望着我。我的心里突然蹦出一个念头：当一个人死后，也许那些被他吃掉的动物都在等着他，然后用这样的目光怒视他。就像我面前的这些鸡一样。

“天，我该拿哪一只啊？”我不知所措地问。

“我都是拿到哪只算哪只，”彼德答道，“有些人是挑那些模样最可怜的鸡。不过，你也可以这么想：那些鸡反正也活不长了，还不如去救一些能活得更久的。”

我最终还是决定挑那些掉毛最严重、受的苦很可能最多的鸡去救。其实，我更希望有机会去拯救那些实验室里的动物，比如说比格犬。人们为了研究牙周炎，常常用钻头钻透这些比格犬的上腭。如果哪一天我闯进这样一间实验室，我一定会把它砸个稀巴烂。但是，一来我不知道，假如我被抓进监狱的话，我的马和骡子该交给谁来帮我养；二来到最后，这家研究所肯定会向我索要赔偿，然后继续他们的试验；三来，这样一起小小的拯救行动，就已经吓得我撕破了橡胶手套。最后，我们一共带走了24只鸡，每只盒子装了两只。没有人会发现，这里缺了这些鸡。

回去时，我们拎着装满鸡的盒子，躲在树丛里，等着上车。彼德大步流星地朝着一只大概是装沙子用的硕大铁皮箱走过去，然后招招手，把我叫过去。他打开箱子，用手电往里一照，只见里面密密麻麻堆满了死鸡。

当我们一行人坐上车时，我突然感到极度的疲惫。

“唉，”我说，“这事可真让人纠结啊，我们救出了24只鸡，可每救一只鸡，都要丢下几千只鸡，让它们继续在鸡笼里受罪。现在，你们还觉得这件事好玩吗？”

大家用吃惊的目光望着我。

“什么叫好玩啊？”

“哎，刚才那场面多刺激啊！别跟我说，你们刚才没觉得很有趣……”

“这件事我已经干了10年了，”彼德说，“我早就不觉得这事有多刺激了。对我来说，问题变得很实际，这就是，每次行动都得熬夜。比如说今天，等我们到家的时候，已经是早上4点了，也就是说，新的一天又开始了。别忘了，我也有自己的职业。每次，我的身体刚刚缓过来，却又要准备下一次行动了。”

“那你干嘛干这么勤呢？”

“为了尽可能解救更多的动物。”

吉米尼这两个月不在家，她正在科隆拍一部电视剧。贝娅特来串门，她想看看被我带回家的那群鸡。果然，她被鸡的样子吓了一跳。

“它们不光是羽毛被啄得乱七八糟的，你看看它们的鸡冠，那么苍白，一点儿血色都没有……”

“是呀，”我回答道，“我们平时吃的那些漂亮的红皮散养鸡蛋，就是它们下的。”

对这群重获自由的鸡来说，我这里远远不是天堂。它们仍然是被圈起来，不能到处乱跑。而且，我原来养的那些鸡都喜欢欺生，总是追着它们乱啄乱咬，不让它们靠近鸡食盆。特别是胖胖的皮普西，它专门爱啄那些鸡身上已经掉了毛的地方。每次当它的尖喙击中幼嫩的、包裹着一副弱骨的粉红色皮肤，那景象简直令人惨不忍睹。幸好在我这儿，它们总算还有地方可以躲。院子里低矮的灌木丛，正是它们理想的藏身之地。而且，过不了几天，等它们和“老住户”混熟了，重新排好座次，这种厮打的场面自然就会结束。

这时，小猫辛博跑了过来，用身子蹭着我俩的大腿。

“这家伙看样子也不大好啊，”贝娅特说，“肯定是猫粮有问题。”

“我早就不喂它们素食了。”

辛博对素食有严重的皮肤过敏反应。吃了那些猫粮以后，它变得毛色暗淡，不停地掉毛。我很高兴终于找到了借口，再也不用为它们买素猫粮了。两只猫恨透了素食，每次都会剩下大半盆。贝娅特弯下腰，仔细观察着那些鸡。

“哦，我从来没听说过，养鸡还要把喙尖剪断。这可真可怕。”

“这还不是最严重的，有些鸡的喙整个都被剪掉了。”

贝娅特气愤地摇了摇头。

“下次解救动物的时候，我也和你们一起去。”

巴基斯坦的洪灾仍在不断蔓延。受灾人数已经超过 1200 万人，1700 人丧生。国际市场上的棉花价格大幅攀升。在俄罗斯，却仍然滴雨未降。山火侵噬了 18 万顷森林，受灰烬的影响，莫斯科的空气能见度甚至不到50米。国际市场上的小麦价格也随之上涨。

自60年代以来，由天气因素导致的自然灾害，如沙尘暴、洪水、森林火灾等，数量增长了3倍，灾害造成的损失则增长了8倍。说实话，目前的社会和政治状况竟然还能保持老样子，仍然让肉食者们觉得自己的行为是合理合法的，这实在令人匪夷所思。

恰恰在我的素食阶段的最后一个月，十字山区的Veni-vidi-vegi商店夏休关门了。我该到哪里去买用没涂黄油的烤盘烤出的面包呢？我实在没有勇气，到勃兰登堡的普通超市去打听这件事。他们一定会觉得我这个人有病。意外的是，就在几个村子以外的克罗斯特村，我竟然发现了一家专卖纯素食面包的小作坊。看来，吃素确实不是一件难事。心情好的时候，我甚至不再觉得放弃肉食是一种束缚，而是一种解脱，使我终于走出了剥削、摧残、不公和残酷交织的烂泥潭。几个月以来，在我面前，所有的鸡和牲畜都是安全的。迫害和残杀动物的机器虽然仍在转动，但起码不再是因为我。有一次，吉米尼问我，自从吃素以后，是不是感觉自己比以前“干净”了。干净？我不知道。也许是我对自己太了解了，知道自己是个什么人。但是，自从我改变了以往冷漠的态度，有了对责任的担当，我的生活的确变得更清晰更有序了。我决定在最后一个素食月里，无论如何要把纯素食进行到底，即使新买来的化纤枕头总是硌得我脑袋不舒服。

我所了解的每一种饮食方式，都有教条派和务实派之分，他们在遵守原则方面所把握的尺寸有很大差别。有机饮食当中的教条派只在小规模的有机专卖店采购食品，在选购商品时，他们还会关注产品的产地和种植地，而且，他们从不要塑料袋，而是自带购物用的篮子。务实派有时也在普通超市购买有机食品，在采购的食品中，偶尔混入一两样非有机产品，也是难免发生的。在素食主义者中，有的人虽然自称是素食者，但却吃鱼，在圣诞夜的餐桌上，他们也不会拒绝尝一尝母亲亲手做的烤鹅。还有的人，他们虽然不吃肉，但却不在意吃含有蜂胶的橡皮糖。另外，就是纯素食主义者。这些人对待饮食问题极为苛刻，否则他们就会沦为普通的素食者。他们当中很少有人既吃蜂蜜，还把自己视为纯素食者。许多纯素食者仍然用传统猫粮喂自家的宠物猫，而有些人虽然认为这样做是犯罪，但却不反对给猫洗“杀虫浴”。严格的反物种歧视者则认为，饲养宠物本身就是对动物一种剥削。反物种歧视者、动物保护组织 MAQI 的创始人阿希姆·施托瑟（Achim Stößer），堪称是严格者当中最严格的人。他认为，保护动物的唯一可行之路，是制止一切剥削动物的行为，而不是通过改进的办法。当我动笔给他写邮件时，不免有些紧张。像我这样一个随时有可能改变主意的临时素食者，怎敢指望能得到他的青睐呢。当然，这样的指望本来也没有意义。

“请问您是否愿意就我这本书接受我的采访？”我在信中写道，“我想请您谈谈您在网络上发表的文章《素食者也是杀人犯》，当然，还有其他一些问题。”

“好啊，”他回信说，“我很希望能通过您的著作，给那些一时心血来潮的伪素食主义者一些颜色看看。”

我不禁汗颜。

我和施托瑟先生约好在法兰克福火车站碰面。因为一时想不出其他的地方，我俩干脆进了德国铁路的贵宾休息室。作为铁路常客，我有权享受这里的贵宾服务。我们坐在硬邦邦的吧凳上，这和眼下的情境倒是蛮相配。一张口，我便把“您”换成了“你”：“目前所有报纸都在发表文章，反对大规模工业化养殖，吃素或者少吃肉似乎已经变成了一种趋势。你为此感到开心吗？”

“媒体广泛讨论这个话题，确实有可能对这件事产生积极影响，对此我们不能低估。但是这些文章的内容，我却不敢苟同……”

“但是，如果大家都不吃肉的话，这难道不是一个进步吗？”

“这一步是以另一种杀生为代价的。素食者通常会用鸡蛋和奶制品来替代肉食，而这些却是用牺牲母鸡和奶牛的生命换来的。”

“嗯，这个我知道……”

在我的脑海中，又一次联想到那些被剪断喙的鸡仔，那些活不到一年就被杀掉的蛋鸡，那些为了贡献母奶、一出生就被“处理”掉的牛犊，那些为人类充当“造奶机器”、两三年后被宰杀的奶牛……

“那猪呢？”我问，“如果没有人吃肉，猪就不会被宰了。”

“猪也许是例外吧，但是对鸡和牛来说，吃素并没有什么帮助。”

“嗯……”

施托瑟的语气很平静，但听他讲话时，我却总有一种如坐针毡的感觉。

“素食者也是杀人犯，”他交叉起双手，继续说道，“只不过，他们并不吃掉自己的牺牲品。可是对动物来说，到底是为了满足素食者对鸡蛋的需求而被虐待和宰杀，还是被肉食者吃掉，并没有什么区别。”

“但是，因为素食者的原因而被杀掉的动物，从数量上来说，总要少一些吧？”

“这可不一定。一个每天吃一只鸡蛋的素食者，比一个每年吃一只鸡的肉食者，杀死的鸡要多一倍。”

我在脑子里快速计算着。对，没错。为了给素食者供应鸡蛋，这只母鸡要受整整一年罪，最后再被杀掉。另外，再加上一只一生下来就被绞成肉酱的公鸡仔。两只，不多不少。

“可是，肉食者肯定不会一年只吃一只鸡吧？他们整天都在吃肉，甚至一大早就用香肠夹面包，另外还配上一只鸡蛋。素食虽然在道义上谈不上无懈可击，但是你不能不承认，它至少是一种进步。”

“你的意思是，一个凶犯每星期杀一个小孩，和每天杀一个小孩相比，也是一种进步？”

“我是说，这样做在道德和伦理上不一定尽善尽美，但是对那 6 个因此不再被杀的孩子来说，却是有天壤之别的。”

“对剩下的那个本来不应该被杀的孩子来说，是一样的。”施托瑟平静地说。

我接着又问，他所理解的纯素食主义的底线在哪里。我举了皮蝇的例子，仔细向他描述着，那些皮蝇幼虫是如何钻进牲畜的身体，一点点蚕食它们血肉的。

“如果遇到这种情况，你会怎么做？”

“我不太了解这件事，我得先研究一下。不过，我觉得也许可以想办法把皮蝇抓住，然后弄到森林里放生。”

“我可不想让这些可恶的家伙再去残害林子里的其他动物，这样做没有意义。我觉得这个世界上根本不应该有这种动物存在。就算没有这种动物，地球脆弱的有机生态系统也不会崩溃。”

如果这种赤裸裸的物种歧视还不能逼迫他放下矜持的话，我真不知道还能拿他怎么办。施托瑟垂下双手，在面前一摊，说，“这是一种冲动，而不是一个道德决定。”

我把他的态度错误地理解为妥协，并希望能抓住这个机会，从他这里，为自己在其他方面的过失寻找借口。可是接下来，我却碰了一鼻子灰。当我向他抱怨，我总不能每进一家商店，就问人家烤面包的时候，有没有往烤盘上抹黄油时，他淡淡地说了句：“你只要问一次就够了。我很清楚自己该到哪里去买面包。”

“可是，如果我的猫不吃素食怎么办？有一只已经开始掉毛了。我只好再继续喂它们肉。”

“你应该换其他纯素猫粮试试，直到把所有可能性都试遍。到那时，你将陷入一个道德困境，而困境是无法轻易摆脱的，这是由它的本质决定的。”

“那我的马和骡子呢？”我不依不饶地问，“我知道，当初买来它们，是一种物种歧视的做法，可是它们已经在了啊。现在，我总不能用直升机把它们运走，扔到落基山去吧？而且，它们需要运动，就是说，我得骑它们。”

“你可以骑着自行车，然后牵着它们走。我认识一个女孩，自从她成为纯素食者之后，就是这么做的。难道你觉得，骑在奴隶背上，让他驮着自己到处走，没有任何问题吗？”

坐在邻桌的一位身着西装的年轻男士从笔记本电脑上抬起头，不满地朝我们望过来。

“可是我养的那些鸡呢？”我接着说，“它们当中有的是被我们解救的。我没办法让它们不下蛋，那些鸡蛋我为什么不能吃呢？”

“这是一个事关尊重的问题。如果你吃它，就说明你把它当成了食物。当然，你也可以吃一只死掉的宠物狗，一只被车压死的刺猬，或者是一只荷兰猪，但我绝不会动这样的念头。”

“那我该拿那些鸡蛋怎么办呢？”

“你可以拿它去喂那些不吃素食的动物。”

“比如说猫……”我接茬儿道。

“最好别给猫。鸡蛋清对猫是有害的，因为猫的身体里缺少一种消化酶。但是，你可以把它拿去喂蛇。”

“蛇？”

“或者送给你的邻居，但前提是，不能让他们觉得吃鸡蛋是一件天经地义的事。当然，这些都是假设。我也经常会遇到鸡蛋的问题。有时候，当解救行动结束后，运输箱里就能发现一些鸡蛋。每次，我都把鸡蛋直接扔掉。”

“既然养殖业不可能这么快就被废除，”我渐渐失去了耐心，

“那我们至少应当想办法改善饲养条件，这样做总没有错吧？”

“这种想法纯属改良主义。”

“那又怎样？改良主义难道不好吗？”

“改良主义的所有目的，就是为了安抚人的良心，好让人能够心安理得地继续去剥削动物。就像是一个人对你说：哎，我们可以允许雇佣奴隶，但我们先来制定几条基本原则，明确一下应该如何对待这些奴隶。你觉得这样做对吗？”

“不对。但是，假如奴隶制是存在已久的现实，那我觉得，如果能想办法禁止虐待奴隶，至少也是件好事。如果全社会能够达成一致，认为打骂奴隶是不该做的事，那么过不了多久，人们就会认识到，奴隶制本身是一种罪恶。”

“恰恰相反，如果大家都认为不应该打骂奴隶，就等于说，大家都认为，雇佣奴隶是正常的。如果人们真的是为奴隶着想，那么就不应当只是想办法改良奴隶制，而是应当废除它。”

“这种要求是不是太高了呢？说到底，人类不过是贪图私利的哺乳动物，如果人能够做到有所思考，努力让自己活得高尚一些，大概就很值得庆幸了吧？”

“你的意思是，如果一名新纳粹分子往难民营里扔的燃烧弹比别人少，他就是一个好纳粹？照这样讲，你的书也可以换个书名，叫‘吃得高尚一点儿’，或者是‘别吃得太不高尚’。”

尽管三个月来，我一直在努力拒绝食用和使用一切动物制品，但是每隔一段时间，我都会在家里，突然发现某一样和剥削动物有关，却一直被我忽略掉的东西，比如说，一把牛角梳，或者是一只用来存放地图的黑色大皮箱。那箱子就摆在书桌视线可及的地方，可我竟一直没有发现，它的外壳包了一层皮子。真让人难以想象！天知道在这个家里，与剥削有关的东西还有多少样。拉开书桌抽屉，一只用天然蜂蜡制作的蜡烛骨碌碌滚到我的面前，和常见的这类蜡烛一样，烛身上还点缀着几只塑料的小蜜蜂。哦，天，可怜的受人剥削的小蜜蜂。其实，我的同情心并不是没有限度的。蜜蜂毕竟是一种野生动物，人类的食品工业目前还没有能力做到，为了满足私欲而肆意去折磨它们。即使是大规模的养蜂场，也要让蜜蜂自由去采集花蜜，做自己愿意做的事。最多的时候，一只蜂巢里有可能住着 6 万只蜜蜂，但这是蜜蜂自愿的选择，与大规模工业化养殖并无关系。至于说在养蜂场，人们每每要把蜂王的翅膀剪断，或者不到两年就把原本可以产 5 年蜜的蜂王清理出蜂群（换句话说，就是把它们杀死），自然另当别论。但是，在一只蜂巢的几万只蜜蜂里，被杀掉的不过只有一只。而在我每次去素食店采购的一路上，死在我脚下的虫子恐怕都比它多。有时候，蜜蜂甚至会主动把蜂王干掉，假如她不能再产足够多的卵的话。在蜂群中，个体的地位是卑微的，对蜜蜂来说，秩序的意义远重于生命，其中，同样也包括蜂王的生命。蜜蜂的社会就像是奥威尔式的国家一样，工蜂之间相互监视，随时留意除了蜂王之外，是不是有别的蜜蜂敢擅自产卵。一旦发现违法者，就会立刻举报，随后，其他工蜂或者蜂王本人就会采取行动，将这些不受欢迎的后代斩草除根。负责喂养和照料蜂王的年轻工蜂们，在蜂王信息素——一种类似毒品的信息传递物——的控制下，变成了一群没有反抗能力的奴隶。在每年一度的所谓

“雄蜂大清洗”行动中，所有雄蜂都被赶出蜂巢，活活等死。人们常常可以看到，有些走投无路的雄蜂跑到其他蜂巢门口，哀求对方放自己进去。结果永远是徒劳。即使是身为一巢之主的蜂王，也活得很不爽，因为她每天要产2000只卵。不论怎么看，这都像是一种自虐。看到这些，人难免要问，这一切行为，到底能给谁带来好处？

但是，无论蜜蜂帝国的体制有多么可怕，个体权利如何被残酷践踏，都无法为我们窃取它们的蜂蜜提供充分的理由。不管蜜蜂们是把它们辛辛苦苦采集的花蜜奉献给蜂王，还是拿来喂养她的后代，那都是它们自己的事，或者说是它们的行为方式，就像我无法干涉自己的邻居，究竟是把他的存款拿去捐给科学教①教会，还是用来收集玩偶。没有任何理由，可以允许我们剥夺他人的财物，但这并不意味着，当看到他人的财物被偷走时，我必须要为此感到悲伤。

B先生递给我一条长袖围裙和一只防护帽。围裙的尺寸有点小，但这里实在找不到更大的。

“维京人②，”B先生说，“您的祖先肯定是维京人，您是个正宗的维京人后代。”

B先生是位业余蜂农，与德国大部分养蜂人一样。在德国，消费者购买的80%蜂蜜，都是产自于国外。

---

① Scientology，著名邪教组织，又称山达基教，总部设在美国。

② 古代斯堪的纳维亚人，以身体强悍著称。

“我听说，有机蜂农都会把一部分蜂蜜留给蜜蜂，”我问道，“这些蜂蜜至少可以帮助它们平安过冬，或者说，只需要再为它们补充很少的一部分糖水。您是怎么做的呢？”

“我当然是把所有蜂蜜都取走了，” B 先生说，“今年，我一共取出了 500 磅蜂蜜。”

“可是，既然您收获了这么多蜂蜜，干嘛不剩一些给蜜蜂呢？不管怎么说，毕竟这些蜜是它们辛勤工作换来的啊！”

“我可以给它们放些糖稀，而且，它们已经又开始酿新蜜了。”

我们俩钻进蜂巢背后的窄棚，只见墙上嵌着 4 只活动板，每只活动板背后有一只蜂巢。B 先生拿起养蜂人的专用烟斗，美美地抽了一口。

“蜜蜂闻到烟味，会误以为旁边的林子里着了火。然后它们就会拼命把蜂蜜吞进肚子，以便万不得已时搬家。这样，它们的身体就会变得又沉又笨，就不会轻易蜇人了。”

他把烟斗放在一边，打开了一只活动板。背后是一只给蜜蜂当作蜂房的木箱。里面，聚集着成百上千只蜜蜂，我只能祈祷它们都已经吃饱了蜂蜜，老老实实地趴在箱子里不动。箱子里面插着一只只蜂房，就像挂满文件夹的悬挂式文件柜。B 先生抽出一只，用一根羽毛小心翼翼地拂掉上面的蜜蜂，然后递给我，让我举在手里。然后，他把冷藏的蚁酸，一点点灌进固定在蜂房下方的容器里。蚁酸受热后释放出的气体，可以防止蜜蜂和蜂卵受到瓦螨的侵害。1977 年，奥伯乌尔泽尔①的科学家从亚洲引进蜜

① Oberursel，德国小镇名，位于法兰克福附近。

蜂，以用于科学研究，但与此同时，也把这种寄生虫带进了德国。这种螨虫的身长只有1.6毫米，但是和蜜蜂的体形相比，相当于一个人身上趴着一只吸血的兔子。

但B先生认为，其实是俄罗斯军人把沾在皮靴鞋底上的瓦螨带到了德国。他把蜂房格子重新插进木箱，然后盖上活动板。

“现在您肯定是想了解一下，为什么蜂蜜对人的健康有好处，好把它写进书里，是不是？”

“哦，不，”我回答说，“我这本书是讲伦理问题的，有些人（上帝，我干嘛不直接说那些人里也包括我呢？）认为，养蜂是对动物的一种剥削，因为我们夺走了本来属于它们的蜂蜜。”

B先生吃惊地望了我一眼，过了一会儿，他的眼神渐渐变得柔和，他眨眨眼，目光重新焕发出光彩。

“蜂蜜里含有200种不同的成分，而且，它里面的糖分并不是简单的糖，而是人体可以直接吸收，不需要再进行分解的糖。我每天早晨吃一勺蜂蜜，从来也没生过病。”

他掀开一只活动板，板上用粉笔写着一个字：“弱”。

“这是一个没有蜂王的弱群。如果换了其他养蜂人，早就对它进行硫黄处理了。所以你看，我可是个好蜂农。”

所谓硫黄处理指的是，将一根硫黄棒放在铁皮罐里点燃，拧紧盖子，然后放进蜂巢，再打开盖子，用硫黄燃烧释放出的烟熏死蜜蜂。

“哦？”我吃惊地问，“这种做法很普遍吗？我在网上看到，只有南美某些大型养蜂场的狠心蜂农，才会用硫黄熏蒸的办法杀死病弱的蜂群。我们德国的‘业余蜂农’一般不会这样做。”

“我也确实没做啊。而且，我还会想办法帮助它过冬，虽然看样子很难。”

嗯，而且你也没忘了给它们放蚁酸。

“如果到明年，它们还是没有蜂王呢？你会不会用硫黄把它们处理掉呢？”

“不，我从不用硫黄。我会把这些蜜蜂连蜂房一起从蜂箱里取出来，放到外面的地上。然后，鸟就会把它们吃掉。但是，只要有任何一点可能性，我都会想办法救它们。”

的确，在大自然中，每年大约有 60% 新组建的蜂群都将面临死亡的厄运。论原因，说不定正是因为没有人为它提供能够遮风挡雨的蜂箱，也没有人用蚁酸，帮助它们杀死威胁生命的螨虫。

我俩脱掉身上的防护服。B 先生感叹道，现在无论从哪方面看，都大不如前了。

“西方毁掉了整个东德。”

“西方毁掉了东德？”

“施特劳斯和他的亿元贷款①。可谁都知道，资本家的话是不可信的。他一只手给你一个，另一只手却拿走你三个。从那儿以后，所有商品都开始流向西方。那时候，我在渔业部门工作。最肥的鳗鱼，最漂亮的鲤鱼，统统都被卖给了西方人，而且是用赔本的价格。而我们这些辛苦工作的人呢，却什么好处也得

---

① 原西德基社盟主席、巴伐利亚州州长弗兰茨·约瑟夫·施特劳斯曾于 1983 年为东德政府提供数十亿马克贷款，以助其渡过经济难关。

不到。”

“这和蜜蜂采蜜有点像，是不是？”我问。

“是啊，当年那些蜂蜜，当然也都被卖给了西方人。”B 先生气鼓鼓地说。

“吃多少肉对我来说最合适？”《图片报》大幅标题如此写道，并将乔纳森·萨弗兰·弗尔的《吃动物》一书列为相关参考书目。从标题的措辞看，似乎这一问题并不涉及动物养殖的残酷性，而仅仅与人的胆固醇摄入有关。其结论是：“事实上，你可以无限制地吃肉，哪怕每天吃一块牛排也不会有任何风险。”关于素食是否对人体更健康的问题，报纸上的答案是粗体字的“不”，外加一个惊叹号。另外，牛肉“虽然昂贵……但是对人体健康却未必更有益”。

8 月 28 日，德国首届“人与自然”教堂日将在多特蒙德举办。这让我大感意外，因为教会在保护动物方面，一向没有太多的作为。尽管有少数信奉基督教的动物保护分子也曾尝试按照自己的需求对《圣经》进行诠释，但是，《圣经》在“创世记”一章便已明明白白写道：“地上的各样走兽……都必畏惧、惊怕你们。”还有下面这句：“凡肉市上所卖的，你们只管吃，不要为良心的缘故查问什么。”（哥林多前书 10，25）天主教教义问答手册甚至认为，没有必要为人们用狗做试验而在良心上感到内疚，它认为，动物试验是合乎道义的，并且认为，“把首先应该用于减轻人类苦痛的钱财花到它们（动物）身上，是不值得的。”（第

2418号）基督教成年人教义问答手册对人类社会如何对待动物的问题未置一词，并将动物称作“非人生物”。在天堂门口也竖着一块牌子：动物不得入内。神学博士阿多尔夫·福格尔（Adolf Fugel）2006年3月27日在www. kreuz. net网站上称：“不，动物没有像人类那样的灵魂……因此，动物既没有来世，而我们也不能将人类的特性附加到动物身上。”其言外之意大概是，怜悯和同情对动物是完全不适宜的，倡导博爱的宗教根本不把动物视为博爱的对象。

最起码，我对教会的印象一向如此。但是，眼下他们居然要举办“人与自然”教堂日，到时候，将有上万名世界各地的基督徒来到多特蒙德，一起祈祷，演奏吉他，并明确将自己归为动物的同类。也许是我以前错怪他们了。今年，有关教会机构中的性侵和性虐丑闻，以及教会高层对此包庇隐瞒的做法，不断在电视上曝光，这使我的心理大受冲击，我实在难以想象，这些自我标榜为道德先驱和卫道士的机构，其所作所为竟远在其“牧养的羔羊”[①]的道德水准之下。而现在，教会似乎突然间又想恢复自己的楷模作用，并借机为人们重新确立道德规范。说不定，这次会有不少有身份的大主教来出席活动，以扭转宗教信仰方面的偏失，告诫人们不仅要对上帝和尚未出生的人，而首先应当对生命保持敬畏之心。

直到多特蒙德“人与自然”教堂日开始前三天，我才听朋友

① 基督教将基督视为牧羊者，将民众视为被牧养的羔羊。

说，这场活动与每隔两年在德国大城市轮流举办的“德国基督教教堂日”完全是两回事。它是由“教会与自然行动协会”发起并主办的另外一场小规模的“教堂日”活动。天主教主教们很可能不会露面，因为就在同一天，他们要赶往维尔茨堡，出席一场以“信仰的快乐”为主题的大会。会上，他们将就一系列问题展开讨论，其中包括“不幸的同性婚姻”，针对米克萨主教①以及在虐童事件中不敢为自己神父辩护的懦弱之徒的“舆论抹黑行动”等(引自 www. kath. net)。唉，瞧我这人，竟然还以为自己能有幸见到这些大人物呢。

不过，多特蒙德教堂日的活动还是蛮丰富的，而且，还请来了弗兰茨·阿尔特②和赫尔穆特·卡普兰③这些有头有脸的名人。这天，我参加了一场专家论坛，主题是：“上帝也打猎吗——论动物保护与教会视角下的捕猎问题”。 当我三步并作两步赶到现场时，才发现，会场上稀稀落落，只有不多几个听众。多特蒙德地方狩猎协会会长乌多·雷品正在台上发言，他强调说，在他的协会里，会员的身份形形色色，他们当中既有工人，也有家庭妇女。反对狩猎的嘉宾马尔克·布赫特曼不屑地哼了一声，北威州动物保护协会会长皮尔·菲泽尔微微一笑，打趣地说，这些人十有八九都是有钱人。雷品听到这话很生气，大声回答说，你如果非要这么想，那就随你去吧，为了保护会员们的隐私，我不能

---

① Walter Mixa，前奥格斯堡大主教，2010 年因虐童丑闻被迫辞职。

② Franz Alt，德国作家、记者。

③ Helmut F. Kaplan，奥地利作家、动物保护主义者。

对外透露这方面的情况。听到这儿，我一时想不明白，这个问题为什么那么重要。但是一转眼，我便恍然大悟。这是因为，那些只有富人才能参与的虐待动物行为，最容易激起众怒。禁止捕猎狐狸当然是应该的，反正大部分人一辈子也没有机会参加一次猎狐。出于同样的道理，那些整天离不开香肠和牛奶的食肉者，当然也不反对禁止皮草，因为他们不必为此去改变自己的生活方式。况且这样做，还可以帮助人们平衡一下对有钱人的嫉妒心。

我对猎人也向来没有多少好感。在我看来，只有那些征服欲十足的莽汉，才会对捕猎感兴趣。我还记得，有一次，我正带着布利在运河岸边悠闲地散步，突然，一辆深绿色的越野车在我身边停了下来，一个穿着草绿色猎装的矮个子男人从车上跳下，冲着我劈头便嚷。他说，你怎么敢牵着狗在这条穿过芦苇塘的小道上走？看样子，这片地方是他的狩猎区。因为一路上，可以看到不少腐烂的肉块，那八成是吸引狐狸和鹰的诱饵。

“你觉得它长得像一条猎狗吗？”我一边说着话，一边指了指布利，这家伙正专心地用嘴巴舔着爪子，想把沾在上面的一块泥弄掉。

“这我才不管。只要被我发现，我就会把它干掉。”

我真的不明白，对这种横行霸道的做法，法律制定者为什么偏偏要袒护。按照法律规定，如果一只猫在有人居住的房屋方圆300米以外，或者一只狗在偷猎时被发现，猎人便有权开枪杀死它。至于什么样的行为算是偷猎，全由猎人自己决定。说不定，那只狗只是用嘴巴拱了拱地。想想看，在一个法治国家里，一小撮不招人喜欢的另类，仅仅是因为喜欢猎杀动物这种特殊癖好，便可以合法地做出裁决，判断一种行为是否应该得到惩处，并有权当场对犯罪者处以极刑。

也许，有的猎人会用谨慎和负责的态度对待手中的生死牌。当他们面对一只可爱的猫或一条位尊家庭成员的狗时，说不定会善心大发，饶它们不死，因为他不忍心看到这只猫或狗的小主人，为失去宠物而伤心地痛哭。但是从统计数据看，我实在找不出这种善行存在的一点点痕迹。每年，德国大约有 4 万条狗和 30 万只猫被猎杀。我实在找不出任何理由来解释，为什么人们能够一直容忍这种现象的存在。于是，我只能心怀叵测地推想，或许在司法人员、政客和有钱人当中，有一多半人都热爱捕猎。

这些猎人肯定会说，他们杀死那些猫和狗并不是图乐子，而是万不得已，是为了保护鹿和其他野生动物。但与此同时，他们又常常用另一个理由为自己的捕猎行为辩解，这就是：因为鹿的数量实在太多了，所以他们不得不像古代王侯的随行猎人一样，助猛兽们一臂之力，以避免鹿群繁殖过剩，从而对森林造成破坏。

假设被猎杀的 4 万条狗确实都是偷猎者，而且每一只——无论它是哈士奇、京巴儿，还是松狮——都已经偷猎成功，那么死在它们手里的鹿，总共也不会超过 4 万只。

“相反，每年被捕猎者盗猎的鹿，却有上百万。”反捕猎人士马尔克·布赫特曼在论坛结束时激昂地说道。听到这话，地方狩猎协会会长的脸色微微一变。

论坛结束后，我到布赫特曼所在的反捕猎展台采访了他。这片被冠名为“梦想市场”的展区同样也很冷清，满世界看不到几个客人。说实话，我的内心一直残存着一个念头，这就是，希望能找到一个机会——哪怕只有一次，假如有可能的话——让自己开个荤，吃上一小块肉，比如说野味？既然在德国森林这片广袤的文化风景里，狼、猞猁和熊之类的猛兽都已经绝迹，最起码，像驯鹿、麋鹿和野猪那样体形较大的动物，再也不用担心受到天敌的困扰了。更重要的是，它们的生活里没有不堪的拥挤，没有缰绳的羁绊，也没有讨厌的漏缝地板。它们既不用担心被猛兽捕获而死无葬身之地，也不用担心在严冬里忍饥挨饿，甚至被活活饿死，因为到时候，猎人们会辛勤地给它们喂食。在我看来，猎人每年都要杀死一定数量的鹿和野猪，以避免繁殖过剩的说法是可信的。那么，就算我不吃它们，它们也总是要死的。

马尔克·布赫特曼告诉我，猎人的这种做法不仅不能解决问题，相反，还会带来更多的问题。在瑞士和意大利的自然公园里，虽然捕猎是禁止的，但动物却并没有繁殖过剩。而冬天给动物喂食则将人为提高物群的数量，以致使森林受到持久的破坏，物竞天择的自然法则也将因此失去效力。

我对这种说法有些将信将疑。我当然知道，猎人冬天给动物喂食并不是出于对动物的疼爱，而是为了在下一个季节到来的时候，能有足够多的猎物供自己捕杀。这样做，无疑是对自然淘汰过程的一种干预。但是，作为一个身患哮喘和多种骨骼疾病、眼睛近视的弱女子，我觉得，不要把所有生存机会都留给体格健壮的动物，而要让那些羸弱多病的动物也能有机会挨过冬天——这种想法还是很有爱心的。再说，我也想不通，为什么一个人宁愿让一只动物用一个星期的时间一点点饿死，而不能让它在猎人的枪口下痛快地死掉。难道只是因为前者是自然的，而后者是非自然的？

“事情是这样，首先，人们往往不能一枪命中要害，”布赫特曼解释道，“这些鹿受伤以后，经常要在林子里挣扎很多天，才会断气。即使真能做到一枪毙命，这又是个什么概念呢？猎人对‘一枪毙命’的解释是‘不超过180秒’。命中要害指的是射中心脏部位，那么动物被射中心脏以后，又会发生什么呢？它会因失血过多而死，这个过程，也往往需要3分钟。”

我哥以前也打过猎，他和我讲的和布赫特曼说的不一样。他告诉我，如果一头鹿被打中要害，立刻就会死掉，它甚至连枪声还没听到，就已经倒在地上了。

“鹿立时倒地，只是因为子弹的冲击力。”布赫特曼说。

真的是这样吗？我满腹疑惑地走出了“梦想市场”。卡普兰博士（《教会对动物受难的责任》）和玛雅·冯·霍亨索伦公主（《商品与尊严之间的动物》）的读书活动早就结束了，接下来，只有明天早晨的一场由前电视选秀冠军马库斯·格林主持的读书会，届时，他将为大家朗读他的作品片断——《弗莱奇的奇妙旅行》，之后是一场绘画比赛。那时，我已经坐上火车，走在回家的路上了。

否定一枪毙命的另一个证据，是屠宰场宰杀动物通常不是用刀刺穿心脏，而是用螺钉枪射杀动物的头部。只有这种办法，可以相对安全地阻断动物的知觉。但是，射中一头鹿的头部，其对射击精确度的要求，自然比射中鹿的躯干要高得多，而且还有可能损伤鹿茸。如果一头鹿被一枪打掉下巴，然后血淋淋地在林子里跑来跑去，那景象一定很可怕。看样子，我想找个机会给自己开个荤的想法，一时还无法实现。也许这种机会，根本是不存在的。

我用手机拨通了我哥的电话，和他谈了我对狩猎问题的新认识和新想法。

“简直是一派胡言，”哥哥断然说道，“一头小鹿一般只有 15 公斤重，当然是一枪毙命。子弹在它身体里一炸开，就会导致瞬间失血过多，它最多能迈出两步，然后就会死掉。”

“猎人射偏的概率有多大呢？”

“如果从高处射击，命中率几乎是百分之百。如果鹿站着不动，射偏的可能性是零。只有在围猎的时候，比如说，突然有一头野猪……”

火车进入一片信号盲区，通话中断了。我翻看着从市场上搜集的动物保护组织散发的材料，其中一本杂志上写着，下萨克森州一家名叫佩特里的公司正准备启动一个工业化养羊的示范性项目。他们计划建三个 50 米×80 米大小的羊圈，在里面养 7500 只羊，也就是说，每 1.6 平方米的空间里有一只羊。围栏和牧场不在建设计划之内。这就意味着，一只羊从进入羊圈那天起，直到被宰杀，再也见不到一缕阳光。真是难以想象，人们对工业化养殖是这样执著，就连原来一直幸免于难的羊也不放过。我看了一下杂志的日期：2009 年 4 月。这种大规模工业化养羊法很可能早已成为现实。

我又拿起一本介绍古特艾德毕希农场的宣传册。这家农场因为帕德里克 · 林特纳和乌茜 · 格拉斯①主持的圣诞节目而广为人

① 二人均为德国电视明星。

知，这本铜版纸印刷的刊物，称之为“地处萨尔茨堡山坳的被解救动物的天堂”。上面的文章讲到这样一个故事：有一次，农场接到一家动物实验室打来的电话。打电话的人说，实验室有两只做实验用的小猪，现在正准备杀掉，他们实在不忍心，所以想问问能不能送到农场来。农场老板放下电话，立刻带着一名志愿者，亲自去实验室取那两只小猪。两人刚到实验室，所有工作人员很快便凑齐一笔捐款，给小猪送了2000欧元作“陪嫁”。也许不止2000，我忘了。因为当我往后翻看到雀巢公司的大幅广告时，心里一阵作呕，随手便把画册扔进了车厢里的垃圾桶。现在我终于明白，为什么阿希姆·施托瑟对改良主义那么厌恶了。其实，要想知道某种对待动物的方式是不是恰当，只需要做一个很简单的测试：问问自己，如果把动物换成人，这样对待他是不是合适。比如说画册中讲的那个故事，假如是一个虐待狂给一家专门收容被虐妇女的机构打电话，跟对方说：“哎，这儿有两个女人，我们正准备把她们弄死，可是我们已经拿她们做了几个月的药物和医疗实验，现在实在下不去手，另外，我们还给这俩女人凑了些份子，就算是给她们的一点儿生活费，你看好不好？”现在，你还觉得这个故事令人感动吗？

一到家，我立刻打开电脑上网，查询那家名叫佩特里的公司，看看他们的大规模工业化养羊计划到底实现没有。还好，没有。至少在下萨克森州没有。看样子，当地议会决定不批准这一计划的原因，主要是为了保护景观，而不是为了保护动物。说不定，佩特里公司后来又跑到别的地方去推行自己的计划。

既然上了网，我索性再查一查鹿中枪以后会不会“当场毙命”的问题。一个反面的论据是警察解救人质时的所谓“一枪制敌”。警方认为，要使凶手瞬间失去行动能力，不能瞄准他的心脏，而是要让子弹击中他的小脑或脑干，从而切断他的中枢神经系统。一家狩猎爱好者网站则认为，动物被子弹命中心脏后，血压骤然下降，并因此迅速失去意识。这种说法听起来也颇有道理。

这段时间，巴基斯坦的洪灾受害者人数已经超过1500万人，65万多间房屋被毁，50万顷耕地（大约相当于萨尔兰州面积的一半）被洪水淹没。在德国，雨也依然下得正欢。我计划中的李子酱封瓶派对也不得不泡了汤。附近的李子树大都没有挂果，偶尔有几棵树挂了果，也都烂在了枝上。

这天，天气偶然放晴，我赶紧把鸡从圈里放了出来。这些被解救的鸡已经渐渐适应了新环境，现在，趁夏天还没过去，天气依然还暖，狐狸还没敢动身到村子里活动，我要让它们真正享受一回自由的滋味。这些鸡出了屋，却还是乖乖地待在花园里，只有皮普西和往常一样，大摇大摆地出了门，顺着马路往远处溜达。这是我最后一眼见到它。傍晚，当我走进鸡圈清点鸡的数目时，发现少了一只。我打着手电，找遍了四周，却连一根鸡毛也没有发现。丢的这只鸡，偏偏是皮普西。

十三 9月——果食主义

“您大概是想告诉我，我不该点蔬菜沙拉，是吧？”亚瑟问。

“哦，我认识很多蔬菜，它们对此有很清晰的见解。”动物回答说。

（道格拉斯·亚当斯：《宇宙尽头的餐厅》）

计划目标：只吃那些不会给植物造成损伤或死亡的植物部分。

决定做一名果食主义者的第一天，是从一顿颇具热带风情的早餐开始的：一盘用香蕉、甜瓜、菠萝和蜜桃做成的水果沙拉，外加几颗蓝莓。另外，在厨房和客厅，就像酒店的豪华套间一样，摆着新鲜的果篮，供在我白天里随时享用。我当然不知道，人们采摘这些水果时的动作，究竟是粗暴，还是小心翼翼。可是，因为今年雨水太多，我家花园里的苹果都烂掉了，所以我只能到外面去买水果吃。在挑选水果时，我唯一能安慰自己的是：尽可能选择那些从理论上讲可以用非暴力方式采摘的水果。我对树生的水果，多少还有些把握，因为果农毕竟要为来年考虑，没有谁愿意为了一年的收成便毁掉整棵果树。但是，至于说一只甜瓜究竟是不是果农小心翼翼地从瓜蔓上摘下来的，我却深深地感到怀疑。很可能过不了多久，这些瓜叶和瓜蔓就会被人从土里刨掉，或者被犁耙埋入泥土。值得庆幸的是，今年我家花园土堆上的南瓜长势喜人，可以让我享受一把采摘的乐趣。当我用手把第一只瓜从瓜蔓上轻轻拧断的时候，掉落的南瓜把瓜藤扯下了一截一尺多长的青绿色的皮。接下来的几只瓜，我还是决定用刀子割。看来园艺手册上所说的尽可能用手采摘水果的建议，只适用于苹果和梨之类的水果。好在接下来，我可以让剩下的南瓜蔓在土堆上自由生长，随着严寒的到来渐渐地老去。

备忘录：吃掉一只苹果，并不会对苹果树造成损害。因为苹果树是通过苹果籽繁殖的，从某种意义上讲，它甚至希望自己的果实被吃掉。所以，水果、干果、种子、莓子、番茄、大豆和豌豆，都可以吃。而根茎和枝叶之类，则不属于这一范围。也就是说，土豆、萝卜、大葱和菠菜，都不可以吃。至于说粮食，也就是面包，到底能不能吃（作为植物种子，它是可以吃的，但是人们在收割完粮食，重新翻种土地的时候，会把它的根茎彻底毁掉，所以，从这个角度讲，它又是不能吃的），我还没完全搞清楚，因为我一直还没来得及就这一问题向果食主义者请教。我本以为，在体验素食或纯素食的过程中，肯定会有与果食主义者谋面的机会。但是，如今八个月过去，我却从没有遇见过一个活生生的果食主义者。有一段时间我甚至想，也许这种人在现实中根本不存在，尽管苹果公司创始人史蒂夫·乔布斯似乎就是这样一位。据说，他曾经说过这样的话："我本来是一名果食主义者，每天只吃水果。后来我和所有其他人一样，把自己变成了一个'垃圾桶'。"后来，我总算遇到一位与果食主义者有关系的朋友，可是，他却没办法介绍我认识这个我一心想找的人，因为就在不久前，这位朋友刚刚把这人告到了青少年管理局。这是因为他发现，这位果食主义者只给自己的孩子吃水果，结果害得孩子营养不良，牙齿都掉光了。于是，我又找到柏林素食者联盟，请他们帮忙。可是，他们也不认识这样的果食主义者。他们建议我去采访大自然学会会长和创始人安科·萨洛蒙先生，因为后者的生活观与果食主义很接近。我给萨洛蒙先生打了电话，可惜他没有时间接待我，而只是答应我，给我寄一本这方面的书。我主动要求把书款给他，可他说什么也不肯要。我俩最终商定，把这笔钱汇给一家流浪狗救助组织。就在我一筹莫展之际，动物保护组织"动物之友"的苏珊娜·施塔尔克女士给我提供了一条重要线索：在很多网站的论坛上，有一个名叫"食果动物"的网友表现很活跃，看样子，这人十有八九是一位果食主义者。我给他写了封邮件，发去了我的地址、联系电话，还有几个和果食主义有关的问题。一周后，"食果动物"回信了。信里说，他眼下很忙，只能等以后有时间时再一一解答我的问题。我有些恼火，没想到，果食主义者竟然和我们这些凡夫俗子一样，也会面临时间的压力。我原来一直以为，这些人都是不食人间烟火的神仙式人物，一天到晚，不过是看看蝴蝶，晒晒太阳，类似“忙碌”、“勤奋”这样的词，怎么也不可能和他们挂上钩。

三天后，“食果动物”突然打来电话，告诉我，他同意和我见面，因为我们毕竟是同道中人。他说，他也写了本书，只不过没有拿去付印，因为他不愿使树木因此受到毁坏。

“哦，那你可以做成电子书啊。”我说。

“唉，其实我早就看开了……”

“食果动物”告诉我，当他还是小孩子的时候，就已经是一个果食主义者了。哦，不，是食果主义者，依他的话说。

“我问我母亲，天堂里的人都吃什么，母亲回答说：水果。”

从那时起，他就给自己定下了目标。上学的时候，要做到这一点是很难的，其实后来也是。但是，在经过一段漫长的过渡期——95% 以水果为食——之后，“食果动物”变成了一个纯粹的果食主义者。到今天，大约已经过去了 15 年。

“果食主义者……我是说食果主义者，平时到底都吃些什么呢？”

“各种应季的新鲜水果，还有种子和干果。干果吃得不多，一年也许只有 20 颗吧。榛子还是不错的。”

“那粮食呢？按理说，粮食也应当算是种子吧？”

“不，我不吃粮食，因为粮食是单一种植的作物。不过，如果你愿意的话，你当然可以吃。其实，只要搞清楚背景，人想吃什么就可以吃什么。你要是想吃粮食，最好是吃黍子。有些食果主义者在万不得已的时候，还会把马路上被汽车轧死的动物拿回家，做熟了吃。比如说，如果在荒年的时候。不过，大多数食果主义者的生存都是依靠‘菩拉那’。”

“嗯？你说什么？”

“依靠‘菩拉那’来生存。”

后来，我用“谷歌”在网上查到了这个词：“菩拉那”在印度教中代表生命的能量和呼吸。近十年来，菩拉那教在灵修者的圈子里颇为盛行。据说，一个人如果能够依靠菩拉那——阳光的微妙能量——为自己的身体提供营养，就可以不用吃饭喝水。今年4月，82岁的印度教信徒普哈拉德·贾尼引起了世人的关注，因为他声称自己70多年从未进食和饮水，印度一家医院通过录像监控和科学观察证实了这一点。据《图片报》报道，神经学家苏迪沙猜测称，贾尼很可能是从阳光中吸取宇宙能量，然后在身体中产生某种光合作用。贾尼本人则声称自己受到印度教神灵的佑护，可以通过上颚的一个洞汲取神所赐予的琼浆玉液。很多人批评这次实验缺乏科学性，认为它既无法证明，也无法否定任何事物，因为没有足够多的证据可以证明，贾尼没有背着人偷偷地喝水。菩拉那教在西方的重要代表人物之一，是来自澳大利亚的“食气者”洁丝慕音（Jasmuheen）。她本名叫埃伦·格瑞芙（Ellen Greve），原来是一位银行职员，现以教授灵修辅导课程为生。她自称可以通过意念与“伟大圣洁的先人”沟通，并声称自己的DNA是由12条链组成，而不是像其他所有生物一样，只有两条链。洁丝慕音宣称自己从1993年以来只以“气”作为食物，并专门撰写了一本书，为修习者提供指南。此后，她多次被人观察到进食普通食物，对此她的说法是，是否进食对于她的教义来说并不重要。曾有 3 人在练习食气的过程中死亡，据分析，这些人很可能死于器官衰竭，因为按照菩拉那教义，修习者彻底改变饮食方式的过程需要三周，而在第一个星期里，必须严格禁止饮水。洁丝慕音拒绝承认自己对此事负有责任，她在谈到其中一位死者时说："她的气不够纯，而且动机也不正确。"不过，她现在更提倡"以温和的方式修习食气"，也许她的意思是，修习的第一周也是可以喝水的。

"你还认识别的食果主义者吗？"我问"食果动物"，"你们之间有没有固定联系，或者有没有什么组织？"

"全世界大概只有 1000 个食果主义者，也有可能是 1 万人。我们这些人，向来都是单打独斗。有意思的是，我们所有人几乎都是在同一时间出生的。我平时活得就像隐士一样，现在虽然有个很可爱的女友和我同住，但在其他时候，我更喜欢独处。另外，每个人成为食果主义者都有不同的原因：健康原因、伦理原因、疾病原因、宗教原因等等。'非暴力饮食'，这种行为在社会上已经提倡多少年了？只有当你真正面对自己的时候，才能干出真正的大事业。你如果想吃小米，就尽管吃，有一种黑黍，甚至可以生吃。不过，粮食其实是一种鸟食。我一直认为，人类从解剖学上看就是一种食果动物，亚当和夏娃在天堂里吃的也是果子，早在大陆漂移之前，事情就是这样的。"

"大陆漂移之前？哦，……可能吧，也许在大陆漂移前，就是这样的。"

"事情本来就是这样。一般来说，老人都喜欢吃熟透的水果，年轻人更喜欢吃新鲜的半生的水果，人应当根据自己身体的需要来决定自己要什么。”

“你从来没有出现过身体虚弱的现象吗？”

“没有，自从我选择这种生活方式以来，我觉得自己身体比任何时候都好。那是一种更安宁，更平和的感觉。而且，如果一个人不喜欢做饭的话，选择这种生活方式真是再好不过。所谓的维生素 B_{12} 缺乏症是1950年以后才出现的，是因为人们在农业种植中使用了某些化学品，使正常的细菌结构受到了破坏。”

“你难道没有什么遗憾吗？如果一天到晚只吃水果，我肯定会觉得受不了。”

“是的，你需要有个习惯的过程。我们对食物都是有某种依赖的，改变饮食习惯，就和戒毒差不多。我用了十多年时间，才让自己彻底适应。”

“时间确实够长的。”

“你平时都吃什么？你吃苹果吗？”

“我现在每天吃两顿用椰奶煮的豆角或豌豆，其他时候只吃水果，这些水果里偶尔也包括一两只苹果。”我回答说。

“食果动物”建议我多吃苹果，或者小米，如果我确实需要的话。

“我能感觉出，你是个很可爱的人。”“食果动物”说。

“哦？你的意思是……”

“我知道，你以前当过出租车司机，我还认识另外两位出租车司机，他们都是很可爱的人。希望你今后的生活一切顺利。”

“哦，谢谢。也祝你一切顺利。”

“谢谢，有问题随时联系我。”“食果动物”说。

半夜，我在一阵晕眩中突然苏醒，太阳穴一阵狂跳。也许“食果动物”说得对，人对食物是有依赖的，我现在的感觉的确像是犯了毒瘾一样，饥饿难耐。我通过“维基百科”上的链接，上了一个果食主义者的网站。这些果食主义者和素食者以及所有素食主义书刊一样，总是强调，如果一个人按照他们所宣传的饮食方式来生活，将是多么乐趣无穷。他们总是热衷于描述水果的外表多么漂亮，味道多么美妙，还有那些以果食为生的人，身材是多么苗条，多么有魅力。但是，他们从不会这样说：这种饮食方式意味着自我约束和放弃，但为了个人信念，我愿意承受这样的代价。可是从果食主义者的网站看，似乎只吃水果倒像是一种求之不得的特权。我狠狠地咬了一口苹果，妈的，这就叫乐趣！

还好，我的睡眠一直还不错。每天晚上不到 9 点就爬上床，蒙头便睡，然后一觉睡到大天亮。在开始果食主义试验的第一周，我在购买食品时犯了两个错误。我当时想，黄瓜肯定是可以吃的，因为它属于果实类蔬菜，还有，芥末籽既然是种子，肯定也可以吃，于是，我就下决心买了一瓶腌黄瓜。没想到，这样做是大错特错！首先，它里面含有糖（被谋杀的甜菜头）；其次，还有几片薄得透明的洋葱（被谋杀的洋葱头）。第二个错误是一袋盐焗腰果。包装上写着，腰果是用植物油炒制的。我一直以为，植物油是从果实、种子，或者是干果里提炼的。是啊，除了这些，植物还能从哪儿提炼出这么多油分呢？后来我也突然想到，这种油很有可能是玉米胚芽油，而玉米作为单一农作物，是果食主义者严禁食用的。所以，盐焗果仁以后是不能再吃了。另外，罐头水果里往往都有糖，所以最安全的办法是只买新鲜或冷冻的水果和蔬菜。而半成品食品，反正我早就不买了。

“那一年生的植物呢？”编辑在电话里问，“也不能吃吗？”

“当然不行，”我回答道，“你难道愿意等你70岁的时候有人把你干掉，然后解释说，反正这家伙也活不了几天了？”

现在，谁也别想在道德方面再占据我的上风。从今往后，我再不杀生。我，就是那个良心守护神——无敌超级大蟋蟀。

“那你以后也不能再穿棉质衣服了。”

“谁说的，当然可以。棉花是用棉花籽的纤维做的，摘了棉花，并不会对植物本身造成破坏。”

“我回头给你寄本书，是讲乌兹别克斯坦棉花种植情况的。”

我懂了。原来，在一个像果食主义者这样严格以道德规范约束自身的人面前，每一个在道德上有追求的人，总会情不自禁地萌生出一种愿望：必须要从鸡蛋里挑出骨头来。

尽管人们大都有一种共识，认为不应当大面积砍伐热带雨林，不能随意糟蹋花朵，应当有意识地保护百年古木，但是大部分人，仍然把果食主义者对植物的道德责任感看作一件荒唐事。在保护热带雨林和个别树木的问题上，众人所关注的，是保护人类的生存基础和生活空间，换言之，其保护的是一种装饰性的景观。而树木自身的感受，则与我们无关。人类可以对植物为所欲为，这是全世界几乎一致认同的观点。但是，真的是全世界的人都这样想吗？不，有一个地方，在那里，植物权利是受到保护的。这处小小的堡垒，就是瑞士。瑞士是我所知道的唯一一个将尊重所有生命的权利写进宪法的国家，这其中，也包括植物在内。这些瑞士人，他们到底是一群异想天开的理想主义分子，还是只想借保护植物权利之名避免基因改造行为的泛滥，从而达到保护自身人权的目的？说到底，就连最严格的素食主义者也不会拒绝吃菠菜和萝卜，因为他们也和其他人一样，认为植物是没有感知的，它们既感觉不到疼痛，也体会不到心理上的痛苦，所以，即使从道德意义上看，也谈不上是对植物权利的一种伤害。

但是，早在1966年，当克里夫·巴克斯特（Steve Backster）把测谎仪电极和植物的叶子连接到一起时，这种将植物视为没有知觉而只是按照基因秩序运转的“有机机器”的想法，便已受到动摇。巴克斯特是一位测谎仪专家，与美国联邦调查局和中情局有合作关系。这天，他意外地发现，测谎仪居然画出了一道与人类应激反应相类似的曲线。难道说，是因为他刚刚给植物浇了水？巴克斯特决定点燃一根火柴，用火苗烧一下叶子，看看它的反应。火柴还没有划着，测谎仪便画出了一道反应恐惧情绪的曲线。在此后的另一次试验中，一棵植物居然从一群人当中，指认出一位“谋杀”植物的“凶手”，因为只有当后者在场时，表示恐惧的曲线才会出现。正是这个人，曾经当着这株植物的面，把另一株植物从花盆里拽出来，扔到地上，用脚踩得稀烂。

有经验的园艺爱好者早就知道，植物对伤害是有反应的。曾经有人给我出过一个主意，让我除了给苹果树剪枝之外，再用铁锹顺着树干底部转着圈儿，用力铲一铲土里的树根。苹果树在受到刺激之后，第二年，就会像发了疯一样，结出很多很多的果实。我没有试过，但是后来又有很多人，向我证实了这一经验。这个主意，总让我联想到战争时期，那些在奔赴战场前拼命“造人”的男人，还有那些病入膏肓、性欲却格外旺盛的肺结核病人。来，快一点，让我们抓紧时间，把基因留给这个世界，免得有一天，像我这样的优秀人才突然从地球上绝迹。这件事说明，树也有一种与人相类似的经验，或者说反应。但是，树在经验和反应之间，是否也拥有感知的功能，则是一个疑问。对于一棵树根被铲时无法跑掉的树，和一株眼看被烧也无法抽走叶子的植物来说，对疼痛的感知能力，似乎并没有多少存在的意义。

但遗憾的是，生物所拥有的特性与特征，并不总由它的需求所决定。比如说，男人和其他雄性动物都有乳头，但并不能用它给后代哺乳。重要的只有一点：这个没有用处的特征不能对生存竞争形成阻碍。表面看似风平浪静的植物世界，很可能隐藏着许多令人惊讶的秘密。有些生物学家甚至认为，植物也拥有某种类似神经的结构。植物激素在传递刺激反应过程中所扮演的角色，与人类引发疼痛的组织激素颇为相似。但是，依据目前的科学研究水平，无论是相信还是否认植物对疼痛的知觉，都只能是一种猜测。所有生物——无论细菌、海藻、菌类、植物还是动物（包括人类在内）——都来自于一个共同的起源，不同生命形式之间的过渡是流动变化的。我们都产生于同一混沌，都以同样的原生质团作为祖先，都居住在同一个星球上，我们怎么可能彼此截然不同呢？有些事实说出来也许令人吃惊，但绝不是耸人听闻：人类与酵母菌的基因相似度是30%—35%，而一棵树或一根葱，同样也是我们人类的“亲属”，不论它的外貌与我们是否相像。人类与所有动物和植物一样，都是由有核细胞所构成，都拥有一种双链的DNA。用乳汁哺育后代的行为不仅存在于哺乳动物，或是用类似浆液喂养幼虫的蜜蜂，就连大豆也会给正在萌生中的幼芽提供一种与乳汁相仿的营养物。正因为如此，食品配方中的牛奶完全可以用豆奶来替代。植物也需要睡眠，如果在这方面受到阻碍，说不定哪一天就会死掉，和我们人类一样。植物可以意识到自己遇到了麻烦，可以对感觉印象产生反应，也可以和同伴进行交流，和我们人类一样。非洲有一种槐树，当它被捻角羚（一种羚羊）啃食时，可以迅速将树叶中的鞣酸含量提高4倍，用以毒杀羚羊。与此同时，它还会释放出一种带香味的雾气，以此向周围其他槐树发出警示，于是，其他槐树树叶中的鞣酸含量也将瞬间提高，对羚羊形成致命的威胁。玉米类植物甚至有能力与其他类别的生物进行交流，当它们遭遇虫害时，会释放出一种香味素，用来吸引毛虫的天敌姬蜂，让它们来帮助吃掉害虫。

另外，植物也并不像我们所想象的那样，是没有活动能力、被动和静止的。它们所具备的能力，绝不仅仅是蹲在窗台上的花盆里，帮我们来改善空气。只不过，它们的运动往往很缓慢，以至于超出了人类的感知范围。植物的根须总是在主动地寻找养分，并且有能力辨别“敌我”。它们和其他植物的根须你争我抢，但却从不会和自己的同根兄弟发生冲突。菟丝子总是用新生的藤蔓先试探一下准备缠绕的植物，看看对方是不是健康和强壮，如果不符合自己的要求，便毅然抛在一边。印度电报草（Desmodium motorium）是植物中的“多动儿”，它的叶片不仅在睡觉时会自然垂下，而且还会很明显地晃动。如果有人放音乐，它的叶片甚至会随着音乐的节奏翩翩起舞。也许，电报草的舞蹈不过是一种水泵式的动作，目的是为了加速养分的传输，但我们同时不禁会问，为什么这种动作一定要按照音乐的节奏呢？莫非电报草的骨子里潜藏着音乐的基因？

当我们逐渐习惯于接受这样的思维，相信植物所拥有的能力和表达方式，远远超出了人类寻常的想象时，我们便会发现，植物拥有感知能力，也是符合逻辑的。这个创造世界的造物主，既然忍心让成千上亿只动物渴死、饿死、冻死或者被吃掉，以此来维系大自然的繁衍法则，那么我们完全有理由相信，它有可能创造出这样一种生灵：只能默默地受苦，却没有一丝机会逃脱。

我越来越不愿意出门了。城里，到处弥漫着各种美妙的味道，闻上去让我难以自持。还不如待在家里，抱着我的一大盆煮豌豆或炖豆角，这会让我感觉好过一些。每天，我总是守在电视机前，看个没完。你看得简直太多了，如果吉米尼在，她肯定会这样说。每次用遥控器更换频道时，一遇到烹饪节目，我的手就会不知不觉地停下来。这种节目以往我从没有看过。但是，自从成为一名果食主义者之后，每当看到这类节目，我却总是瞪大眼珠，盯着厨师手中的每一个动作，那副神情活像是一个痴迷 A 片的老色鬼。这次吸引我目光的是一场电视脱口秀——“当然斯蒂芬斯！”[①]在几位退役运动员和人称“东弗里斯兰大块头”的汤

① 德国电视二台的一档科普访谈节目，由著名纪录片导演迪尔克·斯蒂芬斯（Dirk Steffens）主持。

默·汉克相继发表观点后，接下来拿起话筒的是前黑森州“奶业女王”梅兰妮·罗依瑟和科普作家弗洛里安·维尔纳。奶业女王家的农场养着270头奶牛，她的最大愿望，就是希望我们大家喝更多的牛奶，越多越好。她把一头小牛带到了台上，在她讲话时，小牛在一旁不停地吮着她的手，口水一个劲儿往下滴。在养牛场里，人们一般都不喜欢小牛用这种方式表达孤独之情。在希普曼公司的产品目录里，可以买到一种表面带刺的“防吮器”，它是用“弹性材料”加工而成，可以“轻松地固定在幼畜的鼻部软骨上”。小牛套上这种特殊的鼻环后，当它想对其他小牛做出吮吸动作时，环上的刺就会刺到肉里，另一只牛就可以借机跑开。在节目中，这头有些神经质的不停吮吸的小牛看上去倒是很招人喜欢，当然，也许它不过是想告诉人们自已饿了。科普作家维尔纳博士曾经写过一本书，名为《奶牛——生命，贡献与作用》。主持人斯蒂芬斯向嘉宾提起沼气问题，据说，沼气对气候的危害很严重，甚至不亚于汽车。作家维尔纳对此表示认同，他承认，全世界13亿头牛以平均每头250升的排放量向空气中排放沼气，对气候来说，这肯定不是件好事。

“但是，反过来说，如果养牛的话，肯定就会有牧场，有草地。这些对气候是有积极影响的，因为青草可以制造氧气。也就是说，好事和坏事是可以抵消的，汽车却做不到这一点。”

我蜷起身子，缩在电视椅里。面前的这个男人，不是刚刚写了一本关于奶牛的书吗？碰巧，我还真的看过。他在书中第198页写道，养牛业是中美和南美热带雨林被毁的主要元凶，“奶牛对环境污染和环境破坏确实负有严重责任……为了开辟牧场，越来越多的树木葬身于链锯之下和烧荒的火海之中……”

说得多好啊，维尔纳先生。可是，作为一个知情人，一个不久前刚刚为此做过深入研究的人，为什么竟在大庭广众之下，说出这样一派胡言，说什么放牛的草地，对气候的影响是多么积极。且不说这些圈养的牛往往根本没机会到草地上去吃草，而喂养它们的饲料又大都来自原来的热带雨林地区，据德国环境与自然保护联盟统计，仅德国对大豆的需求就需要占用280万公顷耕地，这些耕地在垦荒前，原本是可以吸收二氧化碳的郁郁葱葱的热带雨林。

“我能插句话吗？”漂亮的奶业女王问。旁边的小牛仍在不停吮着她的手，嘴巴的吧嗒声比刚才更响，口水也滴得更欢了。“我想说的是，关于沼气的问题，您说得对。但是，在那些不适宜长牧草的地区，也需要发展养牛业。这个问题我们应当从两面看。我觉得，当我们谈到气候变化时，作为一个普通消费者，应当首先问一问自己：我为什么非得每年休三次假？一年坐一次飞机，是不是就够了？”

牛：“吧嗒，吧嗒，吧嗒。”

奶业女王：“我认为，牛奶是人的基本食物，而肉呢，也是我们人体需要的。我们应当好好思考一下这些观点，然后，我们也许就不会把爱好或休假看得那么重要了……”

接下来的话，被一阵热烈的掌声淹没了。演播间里的观众们一边乐滋滋地望着台上吧嗒嘴的小牛，一边用掌声附和着台上人的话——杀牛食肉是正当的。我们如何才能告诉这些人，让他们懂得，植物的权利也是需要尊重的，包括那些草，那些在他们脚下漫地生长的野草。

我又去找医生验了血。蔡斯勒医生对结果感到很满意。我的胆固醇值从160降到了90，几乎减了一半（我说的是所谓的坏胆固醇，好胆固醇的指标一直正常）。肾功能比以往有所改善，肝功能正常，红血球、白血球等等也统统正常。铁指标略微有些偏低，但也在正常范围之内，只有维生素 B_{12} 指标过低，虽然还没到发病的程度，但确实是太低了。我真够笨的，1月份验血时居然漏验了这一项。蔡斯勒医生猜测说，我的维生素 B_{12} 缺乏症和前4个月吃素关系不大，至少不完全是因为它的关系。分析原因，很可能是因为服用抗生素对胃部造成了损伤，影响了身体对维生素 B_{12} 的吸收。从目前情况看，接下来两个月的果食主义试验我还可以坚持下去，不用额外服用某些药物作为辅助。但是，有了这次的经验，我再也不相信网络上的那些建议，说什么素食者只要每两三年验一次血就足矣，我强烈奉劝各位，别耽搁那么久，早验早放心。

自从皮普西失踪后，我再也没把鸡放出过鸡圈。其实，从一开始我就不该把门把开，放它们出去。因为在最初几天里，这些被解救的鸡对它们的窝表现得相当满意，但是自从体验过一次真正的自由之后，每次当我刚刚打开鸡圈门，准备给它们喂食或喂水时，这些家伙就会拼着命地往外钻。一个人只有尝过拥有的滋味，才会懂得什么叫失去。这些鸡的脾气，忽然间变得格外暴躁，总是扑棱着翅膀往我身上扑，我只好顶住门，踢着靴子把它们往鸡圈里轰。这下子，它们的怒气更大了，一只只扑上来，狠狠地啄着我的靴子。一天下午，这群被我收养的鸡当中的一只死掉了。早上，还见它活蹦乱跳的，没想到才过了半天，竟然就断了气。幸好我是有准备的。据说，在被人从养鸡场解救的鸡当中，经常会发生这种事。原因有多种多样的，其中一种可能性是，有些鸡因为下蛋太多，由此造成了输卵管炎症。但是，我仍然不由自主地问自己，假如这只鸡现在还留在养鸡场，它是不是有可能还活着。我在院子里挖了个坑把鸡埋好，当我刚把土填上，正准备把铁锨放回仓库时，女邮递员来了，把一只包裹塞到我脏兮兮的手里。我把手洗干净，打开了包裹，里面是自然主义学会主席萨洛蒙答应寄给我的书，书名叫《远离杀生的生活》，作者的名字是A. 王。由于这本书的内容是指导人们如何在日常生活中践行自然主义思想，所以我不免有些怀疑，这个A. 王很可能是萨洛蒙先生的化名。

自然主义生活方式与素食主义的区别一方面在于，前者认为，除了动物之外，植物同样也是不能被伤害或被杀害的；另一方面，按照作者在书中所陈述的观点，人在尊重动物生存需求并且不为其带来痛苦的前提下，可以饲养或利用动物。“人当然可以放弃动物制品，但不能以牺牲植物利益为代价。这是因为，以植物的异样性而低估植物生命的价值，纯属是一种估价式分类法，这种归类法曾使人类、动物和植物长期深受其害。”在提倡自然主义生活观的人看来，人类可以饲养奶牛以获取牛奶和奶制品，但前提是，只取走奶牛给小牛哺乳后剩下的多余部分。蜂蜜和花粉也是可以供人享用的，但不得为此对蜜蜂群体施与掠夺式剥削。同样，拾取散养鸡下的蛋也是允许的，只要考虑到母鸡自身的孵蛋需求，并在母鸡自然死亡前为其提供良好的饲养条件。食用植物果实当然更没有问题，而在粮食问题上，萨洛蒙先生或A. 王的观点是，粮食类植物在收获时实际上已经死了。所以，人类没有必要去伤害或杀死植物，因为它们已然用氧气、果实和种子为人类提供了丰富的营养。此外，书中的内容还包括关于物种平等与动植物结构的论文，食品加工和理财指南，生活小窍门，厚达几页的菜谱和膳食建议，关于生活态度问题的心理测试问卷，如何克服抑郁、不良嗜好和肥胖的建议，食疗偏方附加一份健康食品清单，自制面膜和浴盐的各种配方……总之，但凡与非暴力健康生活有关的一切，在书中应有尽有。

吉米尼从科隆回来了。这段时间，她体重增加了 3 公斤。为了能再穿上原来的牛仔裤，她决定陪我一起，当几天果食者。在开始果食主义生活后的两个星期里，我瘦了 4 公斤，和之前吃素 4 个月减肥 2 公斤相比，这一次的成绩对她显然更能够起到激励作用。吉米尼用椰奶做了一道南瓜汤。南瓜是果类蔬菜，椰子属于干果，盐没有生命，胡椒则是种子。令我意想不到的是，用这些纯果食主义的配料，居然能做出一顿像模像样的午餐，而且味道还不错。

这天下午，当吉米尼从冰箱最里面找出一块和好的面团时，立刻便把自己的减肥计划抛在了脑后。这块面团是我原来买来，准备做素食比萨饼用的。她麻利地把面铺开，开始把切好的番茄片往上面码。

“被谋杀的可怜麦子啊，”我呜咽着，“还有那成百上千只被收割机绞成肉酱的田鼠、豚鼠、刺猬、兔子、小鹿仔……”

正说着话，吉米尼转身出了门，钻进汽车。半个小时后，她拎着一只超市购物袋回到家，从袋子里取出一块奶酪，准备放在比萨饼上，拿到烤箱里去烤。

“好恐怖啊，”我嘟囔着，“我得好好想一想，能不能让你用我的炉子烤这些东西。”

没一会儿工夫，奶酪比萨的香味弥漫了整个厨房。我飞快地爬上楼梯，逃进了书房。可惜我不得不承认，我之所以跑掉，并不是因为那气味难闻。当我重新走下楼的时候，吉米尼正用推草机在院子里割草，好让花园里的土壤重新获得营养上的平衡。我早就料到会有这一天。

“喂，”我大声喊道，“你在干什么？”

吉米尼关上推草机的马达。

“你把草都弄伤了。”我厉声说。

“胡说，我这是在维护草坪。推完草之后，草坪会变得更美丽，更茂盛。”

“可草坪并不是植物，它是一根根小草聚在一起变成的一种聚合体，就像球场看台上密密麻麻的球迷一样。那些小草才是植物，可你把它们剪断了，弄伤了，破坏了它们的自由生长——只为了获得一种完整的视觉效果。”

“好吧，”吉米尼大概听累了我这个“无敌超级大蟋蟀”的说教，无奈地说，“这就是人们所说的文明吧？另外，你看见那些接骨木树没有，上面长满了蚜虫。按你的意思，我只能眼睁睁看着，什么也不能做是吧？”

我望了一眼紧靠着马圈的一丛接骨木，果然，只见树枝和叶片上，到处爬满了蚜虫，猛一眼看去，就像是给整棵接骨木披上了一件浅灰色的绒线外套。

“随你便吧，”吉米尼说，“我什么也不碰了，只要你愿意，哪怕让这块园子荒了，废了，我也不管。”

一只蚂蚁从蚜虫堆上爬了过去。动物保护主义者总是义愤填膺地指责说，只有人类唯一一个物种才能干出这样变态的事：用手按摩另一种动物的乳腺，把它的奶挤出来给自己喝。这种说法是正确的——如果问题仅仅涉及牛奶这种液体的话。否则，这些给蚜虫“挤奶”的蚂蚁也得算一个。它们总是爬到蚜虫的肚子上抓啊挠啊，好让蚜虫排泄出更多的含有糖分的粪便，作为犒劳自己的甜点心。这些家伙，至少和人类一样变态，而且一样残忍。如果蚜虫生了翅膀，想飞到别的地方去，蚂蚁就会把翅膀咬掉，把它们留下来，供自己继续挤奶。所以，批评者总把矛头对准人类这个可怜的物种，实在是不公平。

“既然连草都剪不得，那盆景又算什么？残害生灵吗？”吉米尼用挑衅的口吻说。

我沉吟了片刻，回答说：

“虐待，应该叫虐待植物。”

即使植物对疼痛没有知觉，也没有任何意识或意志，但是，它们和其他所有生命体一样，拥有三个最基本的意愿，这就是：

1. 活；

2. 好好地活；

3. 繁衍生息。

植物实现自身意愿的传统方式，是选择在阳光充足的地方落脚，然后把根深深地扎进土壤，寻找离自己最近的水脉。

“盆景是一种人工培育的小型植物，是人把树种到花盆里，然后通过少施肥，抑制生长等办法，把它变成一种供人欣赏的畸形物。所以，这辈子如果做个盆景的话，日子肯定不好过。”

“要不，咱们组织个拯救盆景行动怎么样？”吉米尼说。

由于8月以来雨水过多，印度北部暴发了严重的洪灾。在洪都拉斯和海地，也同样遭遇了洪水，还有肆虐的热带飓风“马修”。几个月以来的持续暴雨——这是中美洲60年不曾遇到过的大雨——造成了土壤的松动，山体滑坡的危险时刻威胁着人们。

现在，我每天的饮食几乎都是一样：早上——两根香蕉和半块瓜，中午——椰奶煮豌豆或番茄，晚饭——椰奶煮番茄或豌豆，其他时间——苹果，苹果，苹果。豌豆是唯一能勉强填饱肚子的蔬菜。但不管什么东西，吃多了都会倒胃口。每天，我就吃着这种一个人所能想象到的最恐怖的减肥餐，而且最近这些天，连减肥的效果竟然也不见了。每个参加过减肥训练营的人都有这样的经验：头三天是最难熬的，头疼，头晕，总是感觉饿。之后，这些症状就会渐渐消失。但是，如果你采用的是果食主义减肥法，就永远别指望这些不适的感觉有一天会离开你。一开始，我每天都把果仁当加餐，靠它来让自己挨过一个个漫长的白天。

可是，有一天我偶然看了一眼包装袋，没想到，大意的生产商竟然把果仁的热量印在了袋子上：每100克将近600卡路里。哦，上帝！这一袋可是200克！有时候，我甚至会一天吃掉满满两大袋。从那一刻起，我下决心再也不碰果仁了，我可不想让自己变成全世界最胖的果食者。更多的约束，只会让我的心情变得更糟。除了我，其他人都可以想吃什么就吃什么，除非这个人刚刚犯过心脏病，或者一心想当上名模。否则，他尽可以在有着万千种口味、形状和口感的食品世界中，选择自己最爱的那一种。哪怕是素食者，也有属于自己的无数种选择。可是我，却只能每天晚上抱着一盆椰奶炖豌豆，手拿遥控器，在一个个电视烹饪节目之间游荡。

这次我看的是“德国名厨争霸赛”，参赛的共有8位选手，由3位烹饪大师组成的评审团对他们的表现进行打分。比赛的内容，是现场烹制活龙虾。主持人向选手们解释比赛要求，告诉他们应当用什么方法杀死龙虾：把龙虾头朝下按入滚开的沸水，盖上锅盖，过20秒，龙虾就死了。20秒！开水中的20秒，大概会像一个世纪一样漫长吧？还记得大卫·福斯特·华莱士（David Foster Wallace）在随笔集《思考龙虾及其他》中是怎么说的吗？“龙虾必然要绝望地反抗，这是一个不争的事实。”选手们看上去情绪不高，一位女选手几乎哭了出来。一位大胡子选手后来在接受采访时说，当他和龙虾目光对视时，感觉浑身一阵不舒服，“然后我就对自己说，放心，你一定行。”

在形形色色的男人世界里，能够克制自己的感情，在关键时刻狠得下心的人，一向颇受人们的尊崇。当年，我曾作为奖学金生，在一所综合艺术学院住过一段时间。在我到之前半年，那里曾经住过两位年轻艺术家，人们对他们的事一直津津乐道。据说，其中一位曾在台上当众斩断了一只活鸡的头，另一位则仿照某个德国机场的设计结构，制作了一个透明的管道式模型，然后把蟋蟀、蝎子、老鼠等动物放进去，在接下来几天里，观察它们如何相互撕咬和残杀。很多人说起这些事时，仍然心有余悸。我的室友笑着跟我讲，当时一些女生简直被吓破了胆，可这两个年轻人却得到了院方的支持。因为，既然人们可以把鸡宰掉吃肉，为什么不能为了艺术把鸡杀死呢？还好，在我住在学院的那段时间里，倒是没有遇见过这种虐杀动物的行为。只有一次，来了一位激浪派①艺术家，他带来了一个裸体模特，然后把奶油涂满了模特的全身。当时我在一旁看着，一言未发。如果男人们都把多余精力用来往女人乳房上抹奶油，他们至少就不会闲得无聊，拿小猫小狗当作发泄对象了。

电视里的烹饪大赛仍在继续，所有8位男女选手都已经把龙虾按进了开水锅。没有一个人拒绝，就连那个差点儿被吓哭的女选手，也乖乖照办了。当她把这只巨大的带壳动物放进锅里时，龙虾用尾巴死死卡在了锅沿上，也许是这只龙虾的个头实在太大了。她折腾了半天，也盖不上锅盖，只好再把龙虾使劲往锅里按。然后，她突然举着手，从灶台跑开了。我想，这次她一定是真的哭了。所有这一切，都是为那笔奖金，足足10

① Fluxus，20世纪60年代初出现在欧美的松散的国际性艺术组织，作品五花八门，以“反艺术”作为追求目标。

万美元。

在萨克森州和萨兰州相继遭遇洪灾之后，南勃兰登堡也拉响了洪水的警报。黑鹊河的水位达到了历史最高点，在靠近河岸的老城里，人们开始陆续向安全处转移。在墨西哥，连续几个星期的暴雨又一次导致山体滑坡。

十四 We are the Champions[1]

没有什么感觉比一事无成更让人难以接受了。我们来到这里，并不是被强迫的。我们自以为人的事业心是进化的安排，其实，它仅仅是出自于人类的虚荣心。

(斯蒂芬·杰伊·古尔德[2])

的确，猎豹跑得很快，能跑出每小时120公里的时速，可如果一个人上了汽车，踩动油门——猎豹，只能望尘莫及。

(门施[3])

① 《我们是冠军》，美国皇后乐队的经典名曲，1994年美国世界杯主题歌。
② Stephen Jay Gould，美国古生物学家、科普作家。
③ Louise Mensch，英国女议员、言情小说家。

当婆罗门最初在印度建立种姓制度时，他把哪个种姓确定为最高贵等级呢？当然是婆罗门。对于那些自视博学、智慧和通晓一切的男人们来说，这样的举动是完全可以预料的。除此之外，几乎没有任何其他的可能性。大多数人，除了抑郁症病人之外，都难免会有自视过高的毛病。古人想来也是如此。许多人类学家认为，远古时期的人类，在那些比自己跑得快、个头大、更有危险性的动物面前，会产生一种自卑感。我个人对此并不认同。对自我的高估，往往并不是由事实决定的。当一个原始人看到一头剑齿象在原野上飞驰，看到一头雄鹰在头顶自由地盘旋，他很可能会发出由衷的赞叹，但是，此时的他，尽管还没有形成足够强大的自我意识，还没有能力对生命体和物体加以分类和定性，却仍然会挺直身子，双手叉在长满毛发的腰间，高喝一声："不管怎么样，最英俊、最聪明的还是我们人！"

没有动物对此提出反驳。就连上帝也认为，人是自己最优秀的创造。至少，在人世间的宗教领袖们看来，上帝就是这样想的。或者说，那些认为上帝是这样认为的宗教领袖，成功地让人们相信了这一点。与这种赋予信徒无上优越感的信仰相比，那些宣称人类生存的意义只是为了给神仙种庄稼，或者认为人类与其他动物同处一个等级，而后者同样也拥有灵魂的宗教，只能甘拜下风。人们相信，人类是创世纪过程中的一个独立篇章，其地位远在所有动物之上；它是上帝创造力的精髓，是世间一切存在的本源。上帝之所以创造了植物和动物，不过是为了给人类舞台多添几道漂亮的布景。

坚持这一信念的不仅仅是教会。亚里士多德对此是这样说的："自然从不做无意义或徒劳之事，因此不可否认，其创造世间万物皆是为了实现人类的幸福。"在心理学上，这种思想被称为"关系妄想"。

但是，假如说上帝并不是一个有高低贵贱思想的神，在其眼中，整个动物、植物和人类王国都是平等的，那么的确会有很多问题让人感到难堪。我们该用什么理由，来为自己对待众生的所作所为做出解释？所以，我们最好还是让自己相信，是上帝预先排定了万物的秩序，并将人类视为其所有创造物当中的伟大杰作。由此，我们顺理成章地得出了与自己观点相吻合的结论：说到底，最优秀、最美丽的物种还是人。

当这种观念被深深植入人类的意识，使其相信自己是比猛犸和蝾螈更高级的生物时，大家便开始着手，为此去寻找证据。换句话说，人们首先判定了一个事实，之后再想方设法为此找到论据。这正是我们人类的通常思路。

人类优越感的一个重要标志是对自身智力的自豪感。的确，没有哪一种动物能像人一样登上月球，建造金门大桥，或烤出萨赫巧克力蛋糕。虽然这些本事，我一样也没有，但我并不希望自己因此被剥夺做人的权利。在谈到人类这个物种的超常能力时，我和新生婴儿，还有残障人士一样，只能拖大家的后腿了。

物理学家斯蒂芬·霍金曾经提出过这样的想法：人类之所以创造出智能生命，是出于对自身的思考。如果从这种对人类来说近乎谄媚的思路来思考宇宙问题，自然就会得出这样的结论：整个进化史的演化不过是为了迎接人类的到来，所有动物的出现只是一种权宜之策，是为人类诞生而进行的一种预演。但是，进化既没有目的，也不是一条单行道。它的演变，并不是一条笔直的康庄大道：从最初的一条鱼，渐渐生出毛发和四足，从爬行到直立，直到有一天，变成一个手捧双层汉堡、耳朵上挂着最新型iPod 耳机的肥胖少年。进化是一个长满枝杈的球状物，无数枝杈从一个中心点出发，呈放射状向各个方向伸展。数百万种进化试验在同一时间内进行，每一个生命体都是按“图纸”而设计，每一个枝杈的顶端，都是一个权利平等的新型物种。智力只是所有进化试验中的一个，是无数生存技能中的一种，就像是澳洲水母的毒液，刺猬背上的刺和黑熊冬眠的本领。当智力在人类这根枝杈上不断升级时，在另一根枝杈上，狼的社交生活与昆虫的飞行能力也在日臻完善。我们凭什么可以判定，上帝这位伟大的设计师偏偏对自己亿万作品当中的某一件情有独钟，并把它视为超越其他作品的巅峰之作呢？归根结底，每一件作品的质量优劣，仅仅取决于其对环境的适应程度，以及应对生存挑战的能力。也许，人类可以称得上是最发达的一种猴子，但它绝不可能是鳄鱼中的极品。

那好，假如智力只不过是许许多多进化设计中的一种，而不是万物发展的终极目标，那么或许我们可以说，人类至少应当是所有生命体当中设计最先进的一个吧？这一点似乎再清楚不过，甚至是被科学所证明的。例如，人体基因数据说有 4 万多种，远远超过了有 6000 种基因的大肠杆菌和 1.35 万种基因的皮蝇。基因数越多，说明其进化越发达。但是，当人们发现大米拥有 5 万种基因时，无疑是对自己的脸掴了一记重重的耳光。一种植物，居然是一种可以证明的比自己更发达的生物。在生存战略方面，大米走的是与人类截然不同的另一条道路，但是在这条路上，它却走得比我们更远。给人类自恋心理的另一记耳光是，不久后科学家发现，当初他们把人类的基因数搞错了，有些被当成基因的粒子，其实只是一些“复制品”，还有些基因局部在统计时被错当成完整的基因，因此，人类基因数实际上大概只有 2 万至 2.5 万，比一棵普通杂草或大蒜芥的基因还要少。也就是说，人类在基因数量方面和身长 1 毫米的秀丽隐杆线虫同属一个级别，后者的基因数在 1.9 万左右。虽然科学家在 2004 年又发现了 1 万种新的人体基因，但对于人类的自尊心来说，这一点安慰却是微不足道的。

假如人类既不是宇宙诞生的起源，也不是万物发展的终极目标，甚至连进化谱系中最发达的生物都算不上，那么我们如何才能证明自己对自身的判断，认定人类是上帝最杰出的创造物呢?

但是，我们人类是地球迄今已有物种当中最成功、最强大的物种，这一点却是无可置疑的。其他动物都不得不努力改变自己以适应环境，而我们却在改变地球，让其适应我们的需求。我们盖房子，造汽车，修公路，为我们的住房安装空调，为土壤施肥，改变植物的基因。对人类有危险的动物已大都被我们灭绝，或被我们关进了笼子，当然，一些没有危险的动物也不幸受到了牵连。那些对人类有用的动物，我们烧掉它们的角，切断它们的喙或尾巴，好让它们适应饲养场的恶劣环境。一切不适宜之物，都按人的需求得到了改变。如果有谁有需要，而且付得起钱，还可以给自家车库门前的车道铺上暖气，以省去冬天铲雪之苦。

如果缺少了智力，这一切都是不可能实现的。由此看来，智力大概并不仅仅是无数进化设计理念当中的一种，而是一种超能。50 万前，人类大脑发展到今天的大小；15 万前，诞生了语言；10 万年以来，人类进化过程似乎已经完成。10 万年的时间并不算漫长，当年，恐龙曾经统治这个星球长达 150 万年之久，它们当中有些却还在用脊髓思考。东方鲎这种原始生物一成不变地在海底泥沙中生活了 5.5 亿年，就连尾翼的形状都没有任何改变。这是多么了不起的成就！如果按照达尔文主义者的观点，成功的标志就是适者生存，那么上帝一定会格外倾心于他所创造的这一生物——东方鲎。

但是，成功并不代表一切，每一位不成功的作家都会这样说。说到底，没有哪个人会认为，杂草是上帝最完美的创造，仅仅因为它生命力的顽强。在地球上，生活着将近 70 亿人。到 2050 年，世界人口很可能将达到 95 亿，也许到那时，我们将真正体会到什么叫拥挤不堪。中国已经着手在全世界四处收购耕地，世界各地的投机者也纷纷效仿。如果能源变得一天天紧缺，说不定有一天，人类就会开始自相残杀。某个物种在短时间内，凭借某种特性获得生存上的优势，并由此导致数量过剩，这种事例并不罕见。当这种无所不能的动物把自己的生存空间啃食或毁坏得寸草不生时，等待它的结局要么是灭绝，要么是大规模死亡，只余下极少数幸存者，在新的环境下重新寻找生机。如果说人类有什么地方与众不同，那就是，它所面对的生存空间是整个星球，一旦这一生存基础被毁，它将无处可逃。到那一天，地球上最成功的物种将不再是人，而是一种有能力在被人类破坏的环境下继续生存的动物——蟑螂。400 万年以来，蟑螂凭借其极强的适应力和忍耐力挨过了冰河期，挨过了炎热和酷暑，也挨过了杀虫剂和人类征服欲的追杀。无论核战争，还是气候危机，都拿它奈何不得。

人类总喜欢将自己看作思维缜密的地球管理者和设计者。根据《圣经》的说法，人类是受上帝之托，让地球上的一切屈服于自己的意志。但是，人类对这个星球的管理，从来都不是真正为了人类的利益而考虑，更遑论为其他生灵谋幸福。在人类征服地球的历史上，早在史前史时期，生态体系便已开始遭到破坏。70% 至 80% 的美洲大型哺乳动物被灭绝，其中包括猛犸、古骆驼和体长 3 米的巨型树獭等。那时候，人类甚至还没有发明出火药和枪支。直到今天，人这种生物仍然不懂得何谓从长计议——只要能找到转嫁对象，他们便永远不会去想办法解决问题；假如某种危机从未在自己身上发生，他们便永远无法意识到它的危险。就在全球经济危机爆发前不久，德国政府还在为宝马公司在中国多卖了几辆车而津津乐道。看来，人类的超级智能尚不足以使我们意识到，人类如今已经进入这样一个阶段：经济增长只能带来一时的富裕，而由此导致的气候变暖及其后果却是长远的，代价是高昂的，并且必须由我们所有人来共同承担。把关心地球的任务托付给人类，无异于让山羊去做园丁。当人口数量还没有超过一定界限，当科技发展赋予人的破坏能力还在某种限度之内时，一切尚可勉强运转。但是，这些限度如今早已被超越。缺乏社会和生态责任感的智能作为一种进化模式，显然还远远谈不上完美。

也许我们对智力带来的生存优势始终估计过高。当我们谈到尼安德特人[①]时，联想到的是他们高高隆起的眉骨和笨拙臃肿的身材。但是，我们往往忽略了一个事实，这就是，他们1.8升的脑容量大大超过了现代人的1.4升。尽管我们潜意识里一直在猜测，也许尼安德特人比我们更聪明，但科学家却从未认真思考过这一问题，他们更多地习惯于将脑容量偏大看作适应寒冷的一种体征。但是，早在维尔姆冰期[②]的极度严寒到来之前，尼安德特人便已灭绝。他们曾经使用过的工具、手指色泽以及其他文明遗迹在出土后一直被忽视，或被误认为人类遗迹。在许多人看来，仅仅是人类存在至今而尼安德特人却早已灭绝这一项事实，便足以证明前者比后者更聪明。但是，也许尼安德特人只是没有充分运用自己的智商，或者是他们运气不佳，被一场突如其来的寒流、瘟疫或饥荒统统夺去了性命。也有可能，是他们的近亲——智力略胜一筹、性格好斗的人类——一边念叨着“胜者为王”，一边挥舞棍棒打败了他们。但同样有可能的是，我们或许应该彻底抛弃固有的幼稚想法：认为在进化过程中最终取胜的总是更优秀、更高贵、更完美、更聪明的那一方。即使在人类社会中，占据政界和经济界领导职位的人，也未必都是最有智慧、最有沟通能力的人。人们更多地认为，领导者的素质应当是坚韧不拔的决策力和强大的自信心，这些特征在那些黑社会老大的身上，我们

---

① 距今20万—3万年前生活在欧洲、近东和中亚地区的古人类，因发现于德国尼安德特河谷的人类化石而得名。

② 亦译作玉木冰期、武木冰期，是欧洲阿尔卑斯地区更新世的末次冰期，为第四纪最后的一个冰期。

同样也可以看到。按照《经理人杂志》2004 年第 11 期上的说法，对领导者来说，条理清晰的头脑只是一种附加物，而不合理的高收入只能导致更多的贪婪者胜出。

物竞天择优者胜？实际上，更有可能取胜的，往往是那些最强大的杂种，最好斗、最贪婪、最普通、繁殖能力最强——适应力也最强，同时还有幸不提前遭遇意外——的动物，比如说，那些无恶不作的强人，还有皮蝇。优胜劣汰？猛犸的例子，早已把这种说法变得一钱不值。

十五 10月——继续果食

我支持生物中心主义，这一主张地球所有物种拥有平等生存权的思想。

（保罗·沃森，绿色和平组织创始人之一、海洋守护者协会船长）

现在我们所有人都将面临这一神秘而可怖的命运：我们只能依靠牺牲其他生命来维系自己的生命，并把自己一步步变成罪人。

（艾伯特·史怀哲）

计划目标：杜绝一切针对人、动物和植物的暴力行为。

哇！我最近的状态简直太棒了！精力充沛，浑身有使不完的力气，就像是刚刚吃完菠菜的大力水手。我可以一刻不停地从早跑到晚。穿上运动鞋，出发，到森林里去。我这是怎么了？这辈子，我还从没有在没人强迫的情况下主动去跑过步。我甚至觉得，相比之下，骑马真是一件荒唐事，跑步带给我的快乐可比它多多了。我终于明白，果食者所憧憬的“健康之巅”是怎样一种感觉。当身体被“洁净的能量之流”充满时，它将永远不会感到疲惫。尽管果食主义者的食谱对我仍然缺少吸引力，但是，“吃”毕竟不是生活的全部。如果做一名果食者，总能拥有现在这样的感觉……我还是不敢保证，我是不是愿意把果食主义进行到底。

当我跑完步回到家时，吉米尼正一边吃早餐，一边看报纸。我把一串葡萄和两只香蕉放在盘子里，又顺手拿过来一张报纸。在警察保护下，为筹备“斯图加特21工程”①，宫廷花园内的第一批树木被砍伐。在头一天晚上的示威活动中，警察动用了催泪弹和高压水龙，400名示威者受伤，其中大部分为轻伤，但是，由于一位警察的“精确度”太高，使参与示威的退休人员大卫·瓦格纳的眼球被高压水柱击出眼眶，有可能将造成永久性失明。内政部长海瑞伯特·雷希（Heribert Rech）将责任归咎于具有暴

---

① Stuttgart 21，斯图加特市正在施工中的一项铁路改建工程，其主体是斯图加特火车总站改造项目。因工程投资数额巨大，并将使老火车站建筑和宫廷花园等古建受到破坏，因此还未开工便遭到市民和环保主义者的强烈抗议。

力倾向的斯图加特中产市民、学生和退休者。是他们将橡子掷向警方，导致警方被迫还击。目击整个事件的侦探小说作家沃尔夫冈·舒尔劳（Wolfgang Schorlau）称，他亲眼看到“一名警察狠狠地用拳头击向一位15岁女孩的面部”。德国服务行业工会（Ver. di）前主席希毕丽·施塔姆（Sybille Stamm）被警察拳打脚踢，推下了斜坡。那些在树上搭屋的罗宾汉式示威者，被警察从树上赶了下来。那些手拉手排成人墙，守护着古老的榆树、刺槐和山毛榉的抗议者，也被棍棒驱散。在发生此事的同时，施特凡·马普斯（Stefan Mappus）州长正在斯图加特“农民日”活动上，为提高畜牧业生产效率大做宣传。

1730年，印度焦特布尔国王派遣士兵前往拉贾斯坦邦砍伐树木，用来为自己建造宫殿。在拉贾斯坦生活着一个名叫布什诺（Bisnoir）的部族，这些人所信奉的宗教不仅禁止杀害动物，同时也禁止砍伐树木。大约500年前，宗教改革者杰布瑟瓦尔（Jambeshwar）为本族制定了包括禁止伐树在内的共28条戒律。当时，这一地区正面临着严重的旱灾，与此同时，印度教与穆斯林之间的冲突以及不同种姓之间的争斗更是此起彼伏。杰布瑟瓦尔看到，要带领族人摆脱这一困苦的境遇，只有借助宗教力量，告诉人们，不仅要尊重那些与自己拥有同样信仰的信徒，尊重自己的种姓和物种，而且从原则上讲，必须尊重每一个生命，他同时还要求人们，在与大自然相处时必须注重可持续性。

当伐木者开始砍树时，一位名叫阿姆里塔·德维（Amrita Devi）的妇女冲上前去，抱住一棵树，试图以此阻止伐木者的行动。士兵当即砍掉了德维的头，并威胁人们，谁敢再这样做，将面临同样下场。这时，德维的三个女儿冲了过去，每人抱住了一棵树。她们当即也被砍了头。接下来，德维的邻居们以及周围村庄的布什诺族人也都纷纷加入了护树者的行列。当包括男女老少在内的363名布什诺人被砍下头颅时，焦特布尔国王震惊了。于是他下令，从此尊重布什诺族的戒律，禁止在其生活的区域内捕猎和伐树。不管这个故事是真是假，现在每年都有人举办活动，纪念这些"抱树运动"的牺牲者。相关的伐树禁令，迄今也依然有效。

"布什诺族人相信，一个人如果为保护树木而死，就自然可以上天堂。"我放下报纸，抬头对吉米尼说。我本来想说的是"斯图加特21工程"的抗议者，可吉米尼却以为我是指自己。

"那好吧，反正以后这里的东西我什么都不碰了，如果你愿意让园子荒掉，那就随你便。不过我提醒你，如果不把那些火炬树新长出的根枝除掉，到明年，这些火炬树就会长成一片森林。"

"唉，放过那些可怜的火炬树吧。"我一边说着话，一边走到洗碗池边，把香蕉皮扔进池子下面的垃圾桶。

"如果今年不清理的话，明年我们想清理也晚了。唉，算了，我不管了。既然你愿意这样，那就这样好了。以后，我什么都不碰了。不过，你看到没有，那些奇奇怪怪的松树整天往下掉松针，腐烂的松针，把草坪都沤烂了。要不，咱们把这些松树砍掉一半怎么样？"

"'茱莉娅蝴蝶小山'[①]说过，如果一个人没有在树上生活过

① Julia Butterfly Hill，美国著名环保主义者，有一次为了保护树木不被砍伐，曾在树上生活了738天。

一年以上，就没有资格砍伐它。”

吉米尼狠狠地瞪了我一眼。

“那你就留着那些难看的墓地植物吧。”

“树啊，我的朋友。”我哼着小曲走出了厨房。

北极圈的冰山还在不断融化，其面积大小是自1979年开始监测以来的倒数第三位，只有2007和2008两年，冰山的融化程度超过了今年。1980年，冰山面积大约是现在的两倍。美国科学家预测，再过二三十年，北极冰山在夏季几个月里将全部融化。

深夜，四处漆黑一片。我们一行五人身着黑衣，头戴黑帽，背着黑色双肩包，一个跟着一个，穿过一片麦田。吉米尼也在。这次，我们不是去解救母鸡，而是去一家有机养鸡场暗访，用摄像机拍下里面的情景，然后把片子交给电视台。摄像的任务由卡斯滕、彼德和吉米尼负责，而我呢，就是个碍手碍脚的跟班。因为过两天我们还要去其他养鸡场调查，为了防止病菌传播，我们在鸡圈外面，先给自己套上连身裤，再戴上口罩。四周围是一片平地，视野很开阔。几百米外，一辆汽车开了过来。车灯把我们一排人映得雪亮，我们赶紧猫下腰，把身体贴在墙上。车子慢下来，但并没有停下，然后便开了过去。

彼德把卷帘门往上拉起一小截。白天，鸡圈里的鸡可以穿过这个门，走到外面的鸡栏去。我和卡斯滕拿着手电和步话机，趴下身子，匍匐着进了鸡圈，四下张望了一下，再把其他人叫进来。尤利乌斯留在外面放哨。这家有机饲养场的鸡圈，和我上次去过的那家圈养式养鸡场布局相似，都很注重实用。这里采用的也是看上去不大舒适的铁栅式笼架，只是笼里的鸡，数量明显少了很多。

“大概少一半吧，每个鸡圈3000只，而不是6000，”彼德说，“这是有机饲养的规定。”

我觉得鸡的数量看起来似乎比这个更少一些，不过，我这人一向数不清数。不管怎么样，空间在这里并不是大问题。母鸡们三一群两一伙缩在笼子里，其中一半都是屁股朝外，光秃秃的，有些还泛出刺眼的粉红色，看起来有点让人恶心。有一只鸡的屁股上翘着几根残余的羽毛，活像是狂欢节上装扮印第安人用的假发。

我一直还以为，只有那些不法养鸡户养的鸡，才会是这副模样。

真没想到，原来有机饲养场里的鸡，也会是这样。彼德说，他去过的另一家有机农场，比这个情况更糟糕。

“如果你看到哪个鸡圈里的鸡，一个个都是羽毛完整，干干净净的，那并不是因为饲养环境好，而是因为这些鸡刚刚才被关到这个圈里。不管是圈养、散养还是有机饲养，都没有区别。一开始，一切看起来都很漂亮，然后你会想：咦，这里很不错嘛。可是，这些鸡被关得时间越长，身上的毛就越少，这和饲养方式完全没有关系。”

无论如何，这种所谓符合物种需求的大规模饲养都是有问题的。把几千只鸡关在一起，不管地方有多大，它们肯定都会觉得不适。虽然没有人做过研究，但据估计，一群鸡最多只能有30到

100 只，大家才能平安相处。如果超过这个数，鸡群就无法形成秩序，也就是说，每只鸡都是各自为营，没有目标地乱啄乱咬。

鸡圈地上铺着一层大约一厘米厚的鸡粪和尘土，或者说是变成尘土的粪便，看起来，就像是从吸尘器袋子里抖落出的污物。我刚把口罩拉起来一条缝，想透口气，一股刺鼻的臭味便像一颗小小的毒气弹一样冲进气管。

“氨气还不是最危险的，”彼德告诉我，“如果你把尘土吸进去，情况会更严重。”

我沿着脏兮兮的鸡笼慢慢往前溜。我心想，也许对这些鸡来说，这种环境并没有什么妨碍，但是，眼前这些工业化养鸡设施却明确传递给人一个信息：在这里，鸡到底是什么。它们是一台庞大机器上的零件，易损的零件。每走出几步，我的视线里就会出现一只死鸡。

“看样子，这家养鸡场的人可够懒的，”我对彼德说，“他们连死鸡都不收拾。”

“他们肯定会收拾的，”彼德说，“要不然，这里肯定不会是这样。他们只不过不是每天收拾而已。”

根据联邦食品、农业和消费者保护部 2008 年公布的一份报告，圈养、散养和有机饲养的蛋鸡和肉鸡，年平均死亡率为 11.8%。这肯定是指第一年的死亡率，因为到了第二年，所有鸡都会被统统杀掉。

“在有两万只鸡的养鸡场，每天平均会死六七只鸡，”彼德说，“一会儿等我们出去后，保证还能找到装着死鸡的垃圾箱。”

我指着一只沾满粪便、半个身子已经腐烂的死鸡，示意让他看。

“哦，他们大概是疏忽了，”彼德不得不承认。突然，我的步话机响了起来。

“这里是‘三角洲’，刚才有人把我旁边的鸡圈门打开了，是你们吗？”

“三角洲”是在外面放哨的尤利乌斯的步话机代号。彼德是“阿尔法”，我是“卡莉梅诺”。

“这里是‘卡莉梅诺’，别担心，是卡斯滕，他刚才出去了一下，又进来了。”

卡斯滕正和吉米尼一起，扛着摄像机沿着鸡笼一边走，一边拍，听见我的话，扭过脸，装出一副紧张的神情。

“干脆把我的姓和地址也告诉他得了，省得他不放心！”

“这里是‘三角洲’，”步话机里又传出尤利乌斯的声音，“这下我就放心了，刚才我差点吓出心脏病。还有，我刚刚在外面找到三只装着死鸡的垃圾箱。”

卡斯滕缩着身子，钻到笼架下，用摄像机拍着鸡笼的底部。突然，他叫了起来。

“哦，天！”

吉米尼也伏下身子。

“哦，真可怕！”

当我和彼德赶过来时，卡斯滕整个人都趴在黏糊糊沾满鸡粪的地上，正往笼架底下爬。只见靠里面的一只笼子底下，一只鸡头朝下吊着，一只爪子被卡在铁笼格栅的缝隙里，另一只在空中绝望地乱蹬乱踹。卡斯滕吃力地往前爬着，他的脸距离地面只有几厘米，眼前污尘弥漫。终于，他用手够到了那只可怜的家禽，把它卡住的爪子从铁丝格栅里拽了出来。他把鸡抱在手里，用胳膊肘一点点把身体往前挪，从笼架下钻出来，站直身子，把鸡放到地上。它的腿看上去有点儿不对劲，有可能是脱臼，也有可能是骨折。

“我们把它带走吧。”我说。

“这只鸡看样子活不成了，我觉得，这时候我们不应该带走它，再让它平白无故地受苦了。”卡斯滕说。

获救的母鸡蜷缩着身体，像一只冷冻的铁盘烤鸡一样，趴在满是粪便的地上，发出有气无力的“咕咕”声。

我们决定用原始民主的方式投票，来决定这只鸡的去留。结果是：带它走。因为外面天气寒冷，卡斯滕贡献出自己的毛衣，吉米尼用它把鸡裹好，抱在怀里，然后随着其余人一起一路越过麦田，穿过铁丝网，重新回到车里。

第二天，我和吉米尼开着车，去了宠物诊所。我努力摆出一副坦然的神态，仿佛这只鸡是我心爱的宠物。其实，它本来也是。

“它叫什么名字？”兽医问。

“哦，它叫……鸡宝……”我吞吞吐吐地说。

医生给鸡拍了X光片，然后用一条艳蓝色的纱布给它的腿打上绷带。这条腿果然折了。不过，幸好情况并不严重，应该不需要手术便可以愈合。接着，医生又塞给我们一堆药片、鸡食添加剂和药膏。

“鸡宝？”上车后，吉米尼忍不住问。

通过尤利乌斯，我又联系到另一位果食主义者：贝尔特。我拨通了他的电话。

“我是从2000年开始变成果食主义者的，当时我正在思考关于植物生命的问题。我最后认定，植物也有权利享受不被伤害的安定生活。在这之前，我一直是吃素。”

贝尔特平时以水果、果类蔬菜、种子、干果、蘑菇、粮食以及面条、面包之类的粮食制品为食，另外，他还努力将木制品消费降低到最小限度。他没有告诉父母，自己是一位果食主义者。当初，当他们听说他吃素时，就已经为他担了不少心。

“你吃蘑菇？”我吃惊地问，“蘑菇和人的基因相似度，比植物更接近。”

“我们平时所说的蘑菇，也就是口蘑，其实是蘑菇为了传播孢子而长出的果实，它的真正组织，所谓菌丝，其实是埋在土里或长在树上的。”

“你能肯定吗？我已经几个星期没吃过蘑菇了，我一直以为，我不可以吃这个。还有粮食也是。因为粮食收割以后，它作为植物就被毁掉了，所以据我所知，这也是不能吃的。”

“在粮食收割之前，这些植物已经枯萎了，也就是说，它们早就死了。所以我觉得，并不是因为收割，才把它们杀死的。”贝尔特说。他的说法与萨洛蒙的观点不谋而合。假如他俩说得对，这就意味着，这么长时间以来，我完全可以吃面条和饼干，而不必整天总是拿豌豆、豆角，豆角、豌豆来折磨自己。其实我还想问问他，对农业单一种植给环境造成的破坏怎么看，还有每年被卷进联合收割机的7万只无辜的狍子。如果考虑到这些，是不是不应该吃粮食，不过，最后我还是决定不问。我担心他一旦认真起来，我就彻底吃不成面条了。在我看来，他对自己的要求已经够苛刻了。

“偶尔我也想过，如果我像其他人一样生活，是不是会轻松一些，”贝尔特说，“但是，思考这些事是多余的，我就是我，我觉得这样挺好。不过，我觉得遗憾的是，我认识的那些素食者，有些虽然对我的饮食很感兴趣，但对我的观点却不赞成，所以自然也不接受这种生活方式。还有些人甚至表示，对我的做法完全不能理解。”

贝尔特所知道的其他果食者也都是通过网络认识的，那些人往往同时也是生食者，所以我禁不住有些怀疑，这些人的动机或许更多是为了健康考虑，而并不是出于良心。

在我寻找果食者的过程中，当然也遇到过一些生食者。泛泛地讲，这些人的原则是不能吃煮过、炸过或煎过，或用40℃到60℃以上高温加工过的食物。乍听上去，这似乎并不麻烦，但对于实际生活来讲，这却意味着：不能吃面包，不能吃罐头，不能喝果汁或汽水，不能吃面条和麦片，甚至不能吃任何奶制品，还有巧克力、糖、蜂蜜、咖啡、可可粉和茶。因为所有这些食品，都是经过高温处理的。在生食者的阵营中，既有吃（生）肉的生食者，也有“原始生食者”（他们提倡的食品结构是：75%水果，5%根茎/种子/昆虫，20%野生植物和叶类），既有“阳光生食者”(只吃生长在地面上、受到充分阳光照射的水果和植物),也有信奉生食主义的果食者。不同派别的代表人物,往往是一些怀有强烈使命感的老人,他们相互间总是恶语相向,即使到耄耋之年也仍然活力不减。他们当中寿命最长的是生于1886 年的诺曼 · W. 沃克博士 (Dr. Norman W. Walker)。他很多时候只以蔬菜汁和鲜榨果汁为食,据说,他年过百岁仍然还可以骑自行车,113岁时创作了一生中最后一本书。但是,他去世时的实际年龄只有99 岁,至少他的墓碑上是这样写的。

我最喜欢的生食者是赫尔穆特 · 万特马克 (Helmut Wandmaker),没错,就是那个在德国北部创办万特马克连锁超市的那个人。当初在这些超市里,速食品、布丁、巧克力等等也曾应有尽有,但是后来,万特马克却在他的书中将这些食物统统丑化为含有毒素并导致身体钙化的“煮物”、“稠化剂”和有害垃圾食物。2007 年以90 高龄辞世的万特马克是个满腹智慧的人,他像宣扬“十戒”一样四处散播自己的理论,不惜用最激烈的言辞攻击与养生有关的其他学说。他的代表作《想健康吗?忘掉你的锅!》是这样开头的:“所有苦难只有一个源头,这就是用火毁掉我们美味的新鲜食物。”书中以满篇醒目的加粗字体和惊叹号,号召读者“从水果中汲取能量”。在谈到其竞争对手、酸性饮食的反对者弗雷德 · W. 科赫 (Fred W. Koch) 时,万特马克写道:“一个面容衰老、有着一口污黄稀疏牙齿的矮个子男人从楼梯上走了下来……我向他证实,其饮食方式是酸性的。烹煮食物永远是酸性的!反应迟钝说明,他的大脑已严重钙化。没有生命力的无机物的不断中和,对他的血管系统造成彻底毁坏。”

据说，在生命最后几年里，万特马克自己的牙齿也全部掉光了。在他因蛋白缺乏症被送入医院治疗后，他决定将少量食用肉食纳入自己的养生理论。

在果食者的圈子里，万特马克被认为是一个“脚踏实地……相对比较正常”的人。

“鲇鱼”飓风以260公里时速横扫菲律宾。当地气象部门发出了山体滑坡和特大洪水警报。在中国和越南，持续数日的严重暴雨导致洪涝灾害。在越南，至少10万间房屋被冲垮，20人在洪水中丧生。

“鸡宝”的身体恢复得不错，现在它打着一副绿色的绷带，改名叫露迪。我们每天一次用各种药水给它擦洗鸡喙，有时候，它甚至能用一只翅膀尖撑着地，摆出金鸡独立的姿势。只可惜，这家伙是个讨人嫌的东西，只要身体好一点，它就转着圈儿咯咯乱叫。每天早餐时，吉米尼刚拿起报纸准备给我念，它就开始了。吉米尼只好耐着性子，等它停下。可是，露迪却咯咯咯、咕咕咕地叫个没完没了，声音也越来越大。最后，吉米尼只好隔着桌子把报纸递给我，用手指了指上面的一篇文章：目前已证实，铁路部门10月1日在斯图加特宫廷花园伐木确实属于不当行为。据说，联邦铁路局曾经在一封信中向其指出，在花园里的古树上生活着一些濒危甲虫和蝙蝠。但是，当地铁路部门却没有按照程序把这封信递交到斯图加特行政法院，而是把它扔进了抽屉。这时，露迪终于结束了喋喋不休的独唱，转头去追咬正在豚鼠笼边上探头探脑的花猫辛博。

“辛博身上掉的毛怎么还没长出来啊，”吉米尼问，“它已经吃了多久正常猫粮了？”

“时间足够长了，说不定这件事压根儿就跟素食没关系。”

我们俩相互对视着。按道理讲，我们现在应该开始新一轮尝试，让两只猫重新适应纯素食猫粮，或者换另外一个牌子的素食给它们吃。

“要试你自己试吧，”吉米尼说，“我可没兴趣整天给它们倒剩饭。”

“我也没兴趣，”我说，“再说，我现在根本没精力干这种事。以后，咱们还是接着给它们喂肉罐头吧——我看，就这么办！”

遗憾的是，整天精力充沛、恨不得从早跑到晚的那一段日子对于我来说，已经成为过去。我又变得委靡不振，甚至比过去更严重。但是，我仍然下决心戒掉哮喘药。如今，我在选择食物时越谨慎，我的内心对药物的排斥越强烈。想想看，当初为了研制这些药物，有多少动物被变成了牺牲品。仅在柏林一个城市，实验动物的数量便由 2008 年的 26.7 万增加到 2009 年的 38 万。如果接下来的几个星期，我的身子骨实在抗不住，也许我会考虑恢复服药。现在我想先试一试，看看自己离开这个喷雾小药瓶，是不是还能活。

这正是人们用来为动物实验辩护的主要理由：我们人类需要它。确实，如果离开药物和通过实验获得的知识，很多人也许早就死了，我大概也是其中一个。但是，难道只凭这一点便可以证明，动物实验是合乎伦理的吗？还是说，它仅仅能够证明，这些实验为我们人类带来了巨大的好处？假如某件事当中掺杂了赤裸裸的利益，又有何道德和伦理可言呢？

对生物的高低贵贱之分总是无处不在。这样的行为，根本配不上用道德的标尺来衡量。正当性，才是我们应当遵从的一种最基本的态度。而所谓正当性，不能够仅仅有利于某些“精选”物种，或与某些条件或特殊情况相挂钩，而应当适用于所有时间和所有对象，哪怕因此给人类带来麻烦，甚至是害处——也许后一条，才是正当性的真正意义之所在。

以最基本的正当性和非暴力原则来对待每一个生命，其中也包括植物和最微小的生物，这是耆那教的核心思想。这种起源于印度的宗教拥有大约1000万信徒，是全世界最古老的宗教之一。但是在德国，人们对此却几乎一无所知。德国耆那教联合会主席阿吉特·贝纳迪（Ajit Benadi）住在汉堡附近的小城亨施泰特—乌尔茨堡，离我父母住的地方只有不到20公里。我可以在拜访完贝纳迪先生之后，顺路去趟父母家，再顺便参观一下他们刚买的新沙发。

耆那教的核心教义是所谓“Ahimsa”，通常被理解为“不杀生”。当年，甘地正是受这一思想的启发，提出了其非暴力抵抗的思想。

“但是，这并不代表全部，”贝纳迪先生说，“Ahimsa的含义比这个博大得多，其中还包括不撒谎，不偷窃，不占有。”

“也包括戒欲吗？”我问。

耆那教的五戒是这样的：

1. 不杀生；

2. 不妄言；

3. 不偷盗；

4. 戒色欲；

5. 戒私财。

假如一个人不是教士或者修女，那么他就不必严格恪守第4条和第5条戒律，比如说，他既可以结婚，也可以赚钱。按照贝纳迪先生的话来说，这些戒律的含义并不是限制，而是自由。

“比方说，‘戒色欲’是指给人的自我约束力以充分自由，使人能够主动克制自己的性欲，避免放浪形骸。‘戒私财’的意思并不是不允许占有，而是给人的自我约束力以充分自由，使人能够克制自己对物质的欲望，不要贪得无厌，同时也意味着想象力的自由，使人相信知足者可以长乐。”

“还有信仰的自由，使人们相信经济增长是一年年持续的。”我补充道。

贝纳迪点点头。

那些为了传教而四处游走，整天衣不遮体，化来的缘尚不足以果腹的耆那教游僧们，想必更擅长“戒私财”，也更能体会什么叫“知足者长乐”。

“但是，这些僧人所处的境界与其他人完全不一样。”贝纳迪先生说。对于生活在亨施泰特—乌尔茨堡的耆那教信徒来说，要想让自己的饮食完全符合耆那教教义，并不是一件容易事。

“在德国做起来比在印度难多了，因为在德国，几乎所有食品的生产都离不开暴力。”

因为在实际生活中很难做到对所有生命的绝对尊重，因此耆那教建议人们有步骤、分阶段地一步步实现“非暴力”。例如，贝纳迪先生平时喝牛奶，因为耆那教实际上并不禁止喝牛奶。贝纳迪先生童年时生活在一个信奉耆那教的村子里，他还记得那时候，村子里的人总是等小牛先吃完奶，然后再给母牛挤奶。

“可在德国，人们都是把小牛杀掉，而且对待母牛的态度也总是很差。下一步我的打算是，彻底戒掉牛奶。”

耆那教对生命的敬畏虽然是针对一切物种，但却是有次序的。植物在其中处于最低的一级。因此从原则上讲，食用植物过程中的暴力问题是最轻微的，但是，关键还在于人的行为方式。

土豆之类的根茎类植物原本是禁止食用的，因为人在收获它们的时候，必须把土刨开，这样做不仅杀死了植物，同时也杀死了土里的微生物。但是，大多数耆那教徒仍然吃土豆，还有其他根茎类植物。只有那些严格的耆那教信徒，才会拒绝这样做。更高一级的信徒只吃从树上摘下来的果实，但由于很多水果在采摘时并没有完全成熟，所以暴力也是难免的。因此，最好是吃那些熟透后从树上落下来的水果，因为这是彻底排除暴力的唯一办法。这才是耆那教的最高等级。

现在我终于明白，那些关于果食主义者只吃从树上自然掉落的水果传言，到底是从哪里来的了。

“那您肯定是不吃肉的，对吧？”我问道。贝纳迪先生听完我的话，猛地坐直身子。

“您怎么会提出这样的问题？耆那教徒从来不吃肉。如果吃肉的话，我就不可能是一位耆那教徒。”

“那您逛超市的时候，看到一块块被杀死的动物的尸体，是什么感觉呢？”

“嗯，很可怕，”贝纳迪先生回答道，“可是，我毕竟已经在这里生活了40年。”

接着，我又问起他关于“萨莱克哈那”（Sallekhana）的问题。这是信徒为了达到圆满而举行的一种绝食仪式。如果一位信徒决定进行“萨莱克哈那”，他就要不吃不喝，放弃一切欲念，直到达到某种非生非死的境界。在此期间，即使受到蚊虫的叮咬，也不能把它们轰走，哪怕是遇到可怕的皮蝇。

“不，现在已经没人这样做了。”贝纳迪先生断然否定说。况且“萨莱克哈那”的本意从来都不是指自杀，而是指一些年迈的高僧在意识到自己寿限已到时，为自己安排的一种圆寂方式。现在，耆那教提倡的只是一般性禁食。贝纳迪先生告诉我，有一次，他曾经连续90天只喝果汁，然后体重减了整整10公斤。因为他本来就很瘦，所以他太太逼着他，让他必须停止禁食。

“那您自从成为果食者之后，是不是也瘦了呢？”贝纳迪先生问。所有人都想从我这里了解这一点。

“是的，也瘦了差不多10公斤。”我回答说。

现在我的一日三餐，都是千篇一律的椰奶胡椒煮豌豆。对于原始果食者来说，这些都是地地道道的粗粮，而纯果食者则会挑剔地说，这种吃法，吃下去的干果（椰子）比例太高。但是，水果早就让我吃倒了胃，而豌豆我却越吃越爱吃。再说，天气慢慢冷了，吃点儿热东西会让人感觉舒服一些。我甚至觉得，就算再吃两个月豌豆也没啥了不起。当然，我的意思并不是说，非得这样做不可。

在一个阳光明媚、满目金黄的秋日，我终于耐不住性子，决定去骑马。我给托里诺重新套上了它的西部牛仔式的旧马鞍，这副真皮马鞍套在它的身上真是天衣无缝，再合适不过。托里诺看起来像我一样兴奋，我刚在马背上坐稳，它便倏地一下子蹿了出去。开始几步路，我使劲拉住缰绳，以免它在长时间缺乏训练的状态下，因为动作过猛而伤了筋骨。但是接下来，我便放开了缰绳，除了把握方向之外，把速度完全交给它来控制。托里诺撒开蹄子，一路打着响鼻，翻过一道长长的山坡。我也有些气喘吁吁，也许停掉哮喘药真的不是个好主意。我已经想不起来，上一次这样开心地骑着托里诺去撒欢，是什么时候的事了。以前，我俩就像在一起生活了一辈子的老夫老妻一样，总是为同样的事情翻来覆去地吵个没完。最近几个月来的分居生活，让我俩又重新恩爱如初。皮蝇和牛虻已经不见了踪影，随之而来的是鹿虱。这些奇怪的家伙忽啦啦地从空中俯冲下来，落到马的屁股上，然后褪掉翅膀，往皮毛深处钻。我总是极力克制住要把它们捏扁的冲动，而是把它们一个个从马背上拿下来，扔到路边。这些没了翅膀的家伙要想再追上我们，估计是没什么希望了。托里诺精神抖擞地向前飞驰着，阳光把我俩的身体晒得火一样滚烫。

根据美国国家大气研究中心（NCAR）的一项研究报告，全球不断升高的气温将在30年之后导致极度干旱，其涉及范围除地中海地区之外，还包括美国、美洲中部、墨西哥、巴西、南亚、中国、非洲和东亚的部分地区。

"'全球变暖'这一概念已不足以描述气候变化所造成的实际影响。"美国哥伦比亚大学的理查德·西格（Richard Saeger）如此说道。

十六 11月——接下来怎么办

我们知道，要让一个民族摒弃自己的古老习俗，绝不是一种简单的冒险，无论这些习俗是多么残忍，多么没有人性……

（詹姆斯·库克①）

有报道称，一些皈依文明的野蛮人在临终前回忆起自己童年时吃人肉的享受时，竟然陶醉得哭了起来。

（伊莉丝·拉迪什②）

---

① James Cook，英国著名探险家、航海家，人称“库克船长”，因三次远至太平洋的历险航行而闻名于世。在航行过程中，绘制了大量地图，并通过这些探险考察，为人类关于太平洋的地理学知识增添了新的内容。

② Iris Radisch，德国著名文化记者，现供职《时代周报》。

计划目标：做出决定。

说实话，我没想到事情会是这样。我本来以为，只要时间一到，我便可以轻松地结束这段经历。在当初开始这场自我实验时，我满以为自己已经预料到，这件事最终将以什么样的结局收场，最起码，大体不外乎是这样：活得比以前在意了；肉吃得少了，也许只有原来数量的一半，即使吃，也只吃有机饲养场生产的肉制品。但是，预见与实际却是两回事。一个人往往总是走到另一端，才发现自己早已越过了界。这时，一切都已为时过晚。对饲养场和屠宰场的实地调查，并不是一次轻松的远足，可以回到家，往壁炉前一坐，和朋友们神侃一番，然后日子该怎么过还怎么过。有时候我真的希望，所有这一切只是一场噩梦，当我醒来时，牛排还是原来的牛排，烧烤还是原来的烧烤，我还可以像以前一样，叉起一根烤香肠，“喀嚓”一口咬下去，而不用担心为了这十分钟的享受，会让自己的良心承受几个星期甚至几个月的煎熬。可遗憾的是，现在，我已经看到了事情本来的样子，这同时也意味着，我再也不可能像以前一样生活，像以前一样吃。

当然，从理论上讲，我仍然可以摆出一副冷冰冰的样子，揣着手满世界游走，吃牛排、啖生肉，假装这些被切成碎块的东西和动物压根儿没什么关系。我也可以让自己不去思考这些问题，几个月后——不，也许只要几个星期——生活便将美好如初。正所谓人活在世，难得糊涂。但是，也许我为自己招致的这些痛苦，正是为了阻止我这样做。也许一切的核心并不在于我做了什么，而在于我究竟放弃了什么。

最好的办法，是从简单的事情做起：当然，我会继续吃有机食品，毕竟我们相信，大部分有机生产商是有良心的，其产品品质是有保证的。所以，我的第一个打算是：

一、在条件允许的情况下，所有食品都在有机专卖店采购。

在采购时，我也会注意产品的地域性，并坚持只买应季水果。但是，如果有机商店的某些食品的口味实在太难接受——比如可乐和橡皮糖，可以视情考虑去其他商店购买。

我的第二个打算是：

二、不再吃任何大规模养殖场生产的肉制品。

即使和朋友到餐馆聚餐，即使老妈专门为我烹制了我最爱吃的菜肴，即使我新爱上的男友要在我面前炫耀他的厨艺，上述原则也不会变。

任何事都应当有它的底线。仅仅为了我能够吃上便宜的肉和香肠，便用这样恶劣的饲养条件去虐待牲畜，用如此野蛮的方式去屠杀它们，这种事是绝不能容忍的。一桩罪恶即使人人都在做，也仍然是罪恶。

但是，即使那些所谓“幸福动物”的肉，我也不准备再吃。“幸福动物”的肉是不存在的，我们吃到的，只有动物的死尸。如果我找了这么久也找不出一条吃肉的好理由，那说明这样的理由根本不存在。“幸福奶牛”的奶同样也是难以想象的，如果小牛刚生下来就被人从母亲身边夺走，这些母牛哪里还有幸福可言。

真正符合道德伦理的饮食，至少要从吃素开始。尽管我对蜜蜂和蜂蜜的问题有不同看法，而在羊毛和狩猎的事情上，我对纯素食主义者的观点也不敢苟同，但是，这些事对我并不重要。在我来看，放弃蜂蜜和让人浑身刺痒的羊毛衫，比放弃奶制品容易得多。说老实话，我对做一名纯素食主义者并没有太多的兴趣，果食主义者当然更不用提。我担心自己做不到。其实，“做不到”的意思是“不想做”，换句话说，是“做不到想做”。目前看来，我必须在三种可能性当中选择一种：

A. 按照与自己认为正确的伦理标准相吻合的方式去生活，选择纯素食，同时容忍自己的余生与坏脾气为伍，与放弃相伴，但由此至少可以保证，不会再有动物因为我的原因被宰杀。

B. 自我欺骗，为自己寻找一个借口，让自己相信为什么偶尔吃块有机肉或有机奶酪也是无妨的。把纯素食主义者视为偏爱极端的异类，安心做一名热爱生活的享乐主义者，把没用的事看淡。

C. 一方面告诉自己，道德在生活中的地位并没有我所想象的那么高；另一方面做出努力，把自己给环境造成的危害尽可能降到最低。

嗯……我选 C。

其实，我并不想每天吃肉，或没完没了地把酸奶往肚子里灌，我不过是想偶尔能吃上一块巧克力，况且我实在不想每次买面包的时候，总要追着人家问，烤面包时到底有没有往烤盘上抹黄油。再说，我可不敢打赌，明年某一天，我是不是会突然念头一转，又想吃肉或者吃鱼。

我的第三个打算是：

三、最多只吃以往10%的鱼、肉和奶制品。

我基本可以保证，能够把吃肉数量减少为零，但是，我却不敢肯定，能不能做到把牛奶消费量控制在10%以内。令人讨厌的是，牛奶在食品里无处不在。在条件允许的情况下，我一定尽可能去素食品商店买面包。但是如果条件不允许，我会毫不犹豫地选择其他商店。另外，我还打算去我最喜欢的印度餐厅吃饭，在点餐时，我虽然会选择素食，但是如果有些菜里放了奶油，我也不会太挑剔。我还想再给自己点份印度抛饼，哪怕它里面放了牛奶。当然，我知道这样做从伦理上讲，多少有些说不过去，但是很遗憾，我能做到的，只有这些了。

我渐渐开始明白，为什么很多人从来不想或根本不愿去想，他们每天吃的东西，到底是从哪里来的。因为一旦一个人了解了眼下我所了解的那些事，却依然不放弃吃肉和奶酪，那么，他将比一个整天离不开牛排的糊涂虫更让人难以原谅，因为无知者无罪，是人人皆知的道理。现在，在吃的问题上，我比以往任何时候都更谨慎，更在意，但是我的良心却比任何时候都更痛苦。这是因为，比拒绝思考更坏的是：明明认识到事情的前因后果，却不愿从中得出结论。

好了，该检讨的都检讨完了。虽然我没有把自己变成一个时刻懂得自律、富有同情心的好人，但我也没有由着性子，让自己沦落为一个面目可憎、没有良知的坏人。我不会再去超市买鸡蛋，但我也不会拒绝吃自家鸡生的蛋。不吃这些蛋，代表着一种原则，但是吃掉它们，并不代表没有原则。我虽然做不到坚定，但可以做到审慎。在对待植物的问题上也是一样。每年，我至少会用一个星期的时间，按照果食主义的要求去生活，以此来提醒自己，伦理问题是一件值得深思的要紧事。尽管我无法成为一个尽善尽美的好人，但我会努力做得比以前好。我要尽可能做一名纯素食主义者，能做到的要做，有困难的克服困难也要做。

我的第四个打算是：

四、不再购买任何皮革制品和羽绒制品。

我的皮衣和皮鞋大部分早就扔掉了。这其实不是件坏事，现在，我的鞋柜几乎空空如也，正等着我用非皮革的新品去把它填满。在清理衣物时，当我从箱子里拎出那件又厚又沉的皮夹克时，突然感觉它丑得令人作呕。我简直无法想象，当初自己怎么可能把这样的东西穿在身上。我总共只留下了10件皮革制品，其中包括Blundstones皮靴，一双蓝白拼色的牛仔靴，一件我曾在80年代穿着它周游欧洲的翻毛皮夹克。我会把这些东西，暂时先放在纸箱里。到明年底，我再把它们拿出来，决定是扔还是穿，还是留在箱子里，再存一年。我会继续购买纯素面霜，但是以前那些用了一半的瓶瓶罐罐的化妆品，我也会坚持用完。因为没办法把它们拿去送人，再说，垃圾箱里扔掉的东西，也已经够满了。

我在道德问题上的最大软肋是骑马装备。虽然每样马具，无论是马鞍、马衔、马靴还是马裤，都能在网上买到非皮制的替代品，但是，为了给托里诺找到一副合适的马嚼子，却让我费尽了周折。而且这副塑料马衔贴近耳朵的部位，多少有些紧。另外，我不得不承认，我实在舍不得放弃骑马这个爱好，有些马具对于我，已经成为一段历史的回忆。当年，为了买到一件合适的镶皮马裤，我花了好几年的时间，最后只好下决心去定做了一条。值得庆幸的是，我至少不用再去添置新的皮制马具，如今有的这些东西，足够我用一辈子。等有空的时候，我会把它们再清理一遍，至少减掉其中的四分之一。医生在帮助病人戒除药瘾时，把这种办法叫做“逐渐减量”。但是有件事多少有些麻烦，我正准备给托里诺买一条新鞍垫——一种铺在马鞍上的厚厚的皮垫子。要想找到两侧没有配皮的鞍垫已是一件难事，而质量上乘的鞍垫几乎又都离不开羊毛。关于羊和相关的饲养问题，我一直还没来得及研究。所以，我得赶紧补补课。根据查询结果，只有在北非，存在大规模圈养的情况，在其他地区，无论是北德坝区还是新西兰丘陵，笼罩在羊群头顶的都不是一层铁皮瓦楞板，而是一望无际的蓝天。纯素食网页上的文章指责称，很多羊冬天也在室外放养，得不到任何保护。这种情况我还从来没有见过，况且30%的羊毛都是从澳大利亚进口，那里根本就没有冬天。如果说防晒措施不周，倒是有可能的。澳大利亚和新西兰饲养的主要是美丽诺羊，饲养这种羊有一个特点：为了让羊能够更多地产毛，就要尽可能让羊身上的皮肤多生皱褶。但苍蝇最喜欢在这些皱褶里产卵，特别是在尾巴周围。所以，有些牧羊人干脆把羊的屁股割掉盘子大的一块皮，然后变成一片光滑的疤痕。这些羊，当然都是活羊，而且没有麻醉。当我看到图片时，差点儿吐了出来。这种手术被称为“割皮防蝇法”。剪羊毛的过程也很残忍，只要饲养动物与赚钱有关，这种事情就是难以避免的。每年，大约有650万头“退役”羊被塞满货船，经过数周的地狱般航行，被运抵中东或北非。其中10%还没有到岸，便死掉了。活下来的羊到了顾客手里，先被扔进车的后备厢，然后一路颠簸运回家，最后在没有麻醉的情况下被人宰杀。

也许我的旧羊毛鞍垫还能再将就用一年，或者我再找一找，说不定能够买到一条坐着舒服的纯棉或化纤鞍垫。

还有那些动物标本，我也实在舍不得再扔了，但是我也不愿再把它们挂到墙上。索性也把它们留一年，等2012年再拿出来，看看到底该怎么办。只有那几只青蛙“木乃伊”，我迄今还留在玻璃棺里没动。它们是在落叶堆里自然风化的，没有人类的罪恶附着其上。我还会继续用化纤被，但是，我又从柜子里找出了旧的羽绒枕。在纯素品专卖店买来的枕头太扎了，我宁可不枕枕头，也不能枕着这东西睡。但愿这只旧羽绒枕能让我用上一辈子，因为我肯定下不了决心再去买一只新的。实在不行的话，我可以考虑把鸡圈里的鸡毛积攒起来，然后自己动手装一只枕头。再说，我也没心思整天去买新东西。

我的第五个打算是：

五、全面减少消费。万不得已时，尽量选择购买二手货。此外，在明年一年里，每天至少清理掉一件原有的旧家当。

我本来打算明年给自己换一台更先进、更强大、速度更快的新电脑。现在，这个计划肯定要放弃了。但是，我会把旧电脑拿去更新升级。这样既省了钱，而尼日利亚人肯定也会庆幸他们的垃圾堆里又少了一件电子垃圾。直到不久前，西方工业国一直占据着某种形式的垄断地位，它们榨取这个星球上的资源，然后把垃圾运到别人家里，比如尼日利亚。如今，一个拥有十几亿人口的大国正在步我们的后尘，重复我们做过的事，另一个拥有十亿人口的大国也在后面跃跃欲试。假如他们真的重蹈我们的覆辙，这个世界将灾难临头。但是，我们有什么理由对中国人和印度人说：只有我们可以这样做，而你们却不行，因为你们人太多，所以你们命中注定只能忍受由我们一手造成的环境污染和全球气候变暖的后果？在我们觍着脸，教训他们应该用负责任的态度对待我们共同的生存环境之前，我们必须首先彻底改变自己。

我已经开始尝试这样做。家里的大部分东西，其实根本用不上。更糟糕的是，有些东西还要经常维护，并由此制造更多的麻烦。安科·萨洛蒙在《活着——在不残害或杀害动植物的前提下》一书中这样写道：“抛开功利性而言，物质地位和社会地位本身是毫无意义的。是其衍生的那些感觉，将这些浮浅之物尊为地位的象征，并以此赋予其意义。”接下来他还写道：“如果健康和生活比经济利益更重要，那些政界和行政机构的贪官们，甚至不用担心自己的收入会因此下降，因为保护和预防措施同样可以帮助他们赚钱，就像毁坏自然和生命一样。”萨洛蒙认为，对贪污缺乏抵抗力以及对伤害生命行为的支持，是为了给各种情感欲望未能获得满足的失败人生寻找一种补偿。

投机取巧和疯狂购物，同样也无法使人生变得更美好。审慎与同情，才是生活中真正重要和本质的东西，哪怕人生苦短，一切都稍纵即逝。每一次购物时，都不忘唤醒自己的理智和同情心，并不仅仅是一件辛苦的麻烦事，它同时也是对人生的一次启蒙。

离开了杀生和破坏，人类便无法生存。收获蔬菜和粮食，同样也意味着牺牲。但是，我们仍然有能力决定，我们杀多少生，以及在什么条件下才可以杀生。自由并不单纯意味着做自己想做的事，而且也意味着知道自己该做什么，意味着拥有信念并依照这种信念去行动，否则，我们将永远处于蒙昧之中。在蒙昧状态下，我们往往会为一些无关紧要的事情义愤填膺，但在面对真正令人愤怒的事情时，却表现得麻木不仁，无动于衷。

我和吉米尼两人穿着胶皮靴走过一片泥泞的草地，把马和骡子赶回圈。

“我打算从现在起，再也不买宠物了。”我说。

“你？再不买宠物了？这我可不信。”吉米尼说。

“我的意思是说，我再也不会抱着消遣和让生活更充实的目的，去给自己买宠物。今后，我只去动物收容所收养动物，或者收养那些被解救的动物，用关爱受害者来取代饲养宠物。”

“我可不希望你变成一个辛苦的嬉皮士，只对‘抱树’有兴趣。”吉米尼一边说，一边用弹簧扣套在皮皮和托里诺的笼头上。我用牡马链勒住本佐的鼻子，温柔地抚摸着它宽阔的额头。

“树当然要抱了，”我回答道，“有谁不渴望被拥抱呢？人，骡子，树……还有蟋蟀。再说，我的花园眼看着被你变成了植物的管教所，那些可怜的松树和火炬树总得有人来安慰吧？”

“彻头彻尾的嬉皮士，”吉米尼嘟囔着，“简直是鬼迷心窍……”

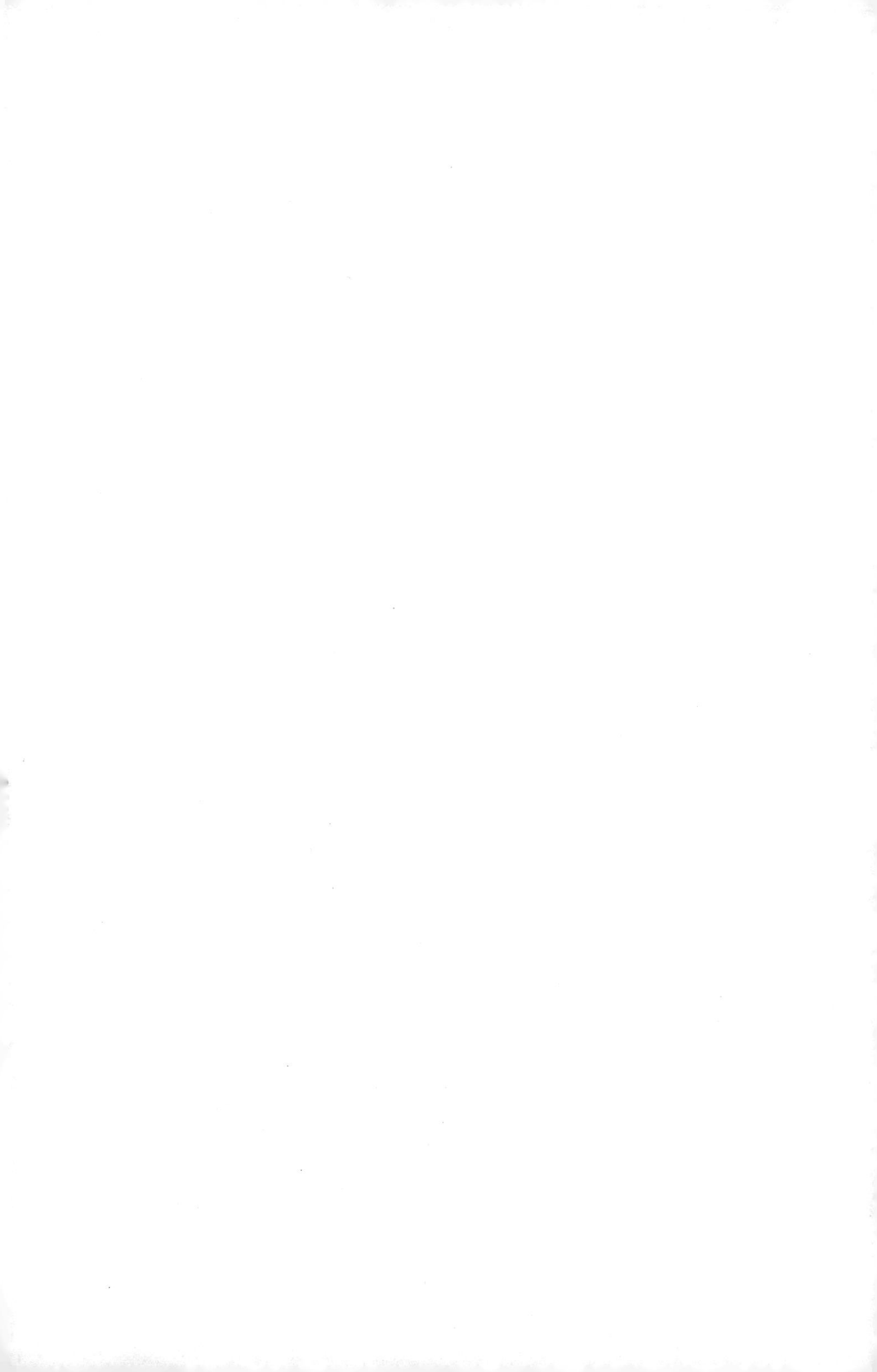